U0388476

中药现代化研究系列

中药猴耳环抗耐药菌药效及作用机制研究

苏薇薇 刘 翀 李沛波 吴 灏 饶鸿宇 著

中山大学出版社
SUN YAT-SEN UNIVERSITY PRESS
·广州·

图书在版编目（CIP）数据

中药猴耳环抗耐药菌药效及作用机制研究/苏薇薇，刘翀，李沛波，吴灏，饶鸿宇著. —广州：中山大学出版社，2021.3

（中药现代化研究系列）

ISBN 978 - 7 - 306 - 07134 - 7

Ⅰ. ①中… Ⅱ. ①苏… ②刘… ③李… ④吴… ⑤饶… Ⅲ. ①消炎药（中药）—研究 Ⅳ. ①R286.87

中国版本图书馆 CIP 数据核字（2021）第 030416 号

出 版 人：王天琪
策划编辑：曾育林
责任编辑：曾育林
封面设计：刘 犇
责任校对：唐善军
责任技编：何雅涛
出版发行：中山大学出版社
电　　话：编辑部 020 - 84110779，84110283，84111997，84110771
　　　　　发行部 020 - 84111998，84111981，84111160
地　　址：广州市新港西路 135 号
邮　　编：510275　传　真：020 - 84036565
网　　址：http：//www.zsup.com.cn　E-mail：zdcbs@mail.sysu.edu.cn
印 刷 者：广州市友盛彩印有限公司
规　　格：787mm×1092mm　1/16　13.375 印张　322 千字
版次印次：2021 年 3 月第 1 版　2021 年 3 月第 1 次印刷
定　　价：68.00 元

内 容 提 要

本书呈现在大家面前的，是中山大学苏薇薇教授团队的原创性研究成果。本书围绕中药猴耳环的化学物质基础、抑菌活性、抗生素增效作用及其对耐药的逆转作用等关键问题开展研究，为猴耳环用作抗生素佐剂提供了合理性和科学性依据。

《中药猴耳环抗耐药菌药效及作用机制研究》 著者

苏薇薇　刘　翀　李沛波　吴　灏　饶鸿宇

目　　录

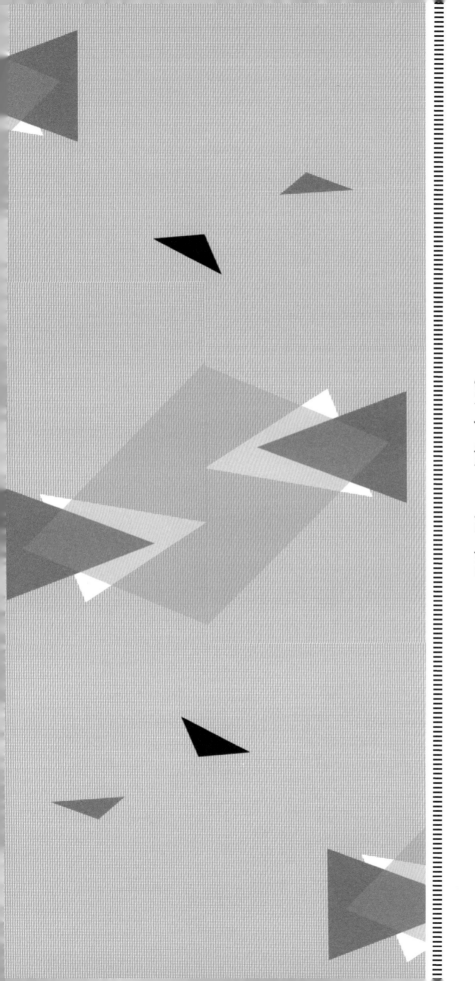

第一章　引言

第一节　细菌耐药性问题的由来及发展

一、抗生素的广泛使用引起细菌耐药问题的产生

纵观人类疾病的发展史，感染性疾病是造成人类流行病的主要原因[1]。1675年，列文·虎克首次对细菌形态和结构进行观察研究，意识到周围环境中遍布着许多肉眼无法观察到的体积微小的生物。在这些微小生物中，细菌能导致多种感染性疾病的传播[2-3]。接下来的三个世纪，人们对微生物引起的疾病束手无策。当时一旦染上感染性疾病，便无药可治。1928年，弗莱明发现青霉菌污染能抑制金黄色葡萄球菌的生长，在培养基上产生抑菌圈，并从培养基中分离出具有抑菌作用的物质——青霉素[4]。这是一项具有划时代意义的发明，但是从青霉素的发现到临床应用经历了十数年的历程。1940年，为了解决战争中细菌感染疾病的传播造成的严重问题，青霉素才被应用于治疗细菌感染疾病。青霉素的临床应用标志着人类正式进入抗生素时代[5]。接下来的20年时间里，多种抗生素被发现并应用于临床治疗。1944年，第一种氨基糖苷类的抗生素链霉素问世[6]，紧接着四环素类[7]、大环内酯类[8]和糖肽类[9]的抗生素相继问世，使细菌感染这一曾经让人类束手无策的绝症逐渐变成微不足道的问题。抗生素的出现不单只是为治疗细菌感染疾病提供了方法，甚至可以说它的出现改变了人类的命运。抗生素给人们带来了自信，似乎细菌感染疾病将会被完全消除，美国卫生部门主管在1969年的公开讲话中提出，"现在已经不再需要传染病相关的书籍了，可以将它们收起来了"。但是，与人们预期相反的是，抗生素在带来治疗效果的同时，也引起了细菌耐药现象的产生。

青霉素问世仅4年之后，研究报道发现某些细菌菌株能产生一种特殊的水解酶，能水解青霉素，使青霉素失效[10]。1961年，一种具有多重耐药性的细菌——耐甲氧西林金黄色葡萄球菌的出现为细菌防治敲响了警钟，它的出现标志着细菌耐药时代的到来[11]。此后，对不同抗生素具有耐药性的产ESBLs肠科杆菌、万古霉素中介耐药细菌等多种细菌在短时间内陆续被发现，细菌耐药问题日益严峻。随着抗生素泛用甚至滥用，临床中的主要致病菌的耐药性越来越严重，大肠杆菌、肺炎克雷伯菌、金黄色葡萄球菌等细菌的耐药菌株在全球范围内迅速传播。2017年中国Chinet公布的数据显示，全国范围内临床分离的金黄色葡萄球菌中有38.4%为MRSA，即MRSA耐药发生率达到将近40%[12]。CDC对结核分枝杆菌耐药率的统计结果表明，世界范围内结核分枝杆菌的耐药率达到30%以上，其中亚洲地区的结核

分枝杆菌耐药率高达 70%[13]。细菌耐药问题日益严峻，临床使用的抗生素面临着更大的选择压力。

亚剂量抗生素的滥用也是细菌耐药性增强的原因之一。各种抗生素的亚抑菌剂量被滥用于现代密集型养殖业。据统计，2015 年我国用于养殖业的抗生素达到了9.7 万吨[14]。养殖场中长期使用亚抑菌浓度抗生素作为提高产量、增加经济收益的手段，导致细菌耐药性的增强。

二、新抗生素研发难度极大，后抗生素时代可能到来

细菌自身耐药性正逐渐增强，新抗生素研发数量却在逐年减少。尽管不同国家和地区的很多公司正致力于新抗生素的研发工作，但是近年来新抗生素的研发数量总体呈下降趋势。据研究统计，1987—2017 年这 30 年时间内，没有一种新种类的抗生素问世[15]。

细菌耐药日益严重，新抗生素的研发受阻。若情况持续恶化，人们极有可能重新回到无抗生素可用的时代——后抗生素时代。届时，一个轻微的细菌感染将产生致命的风险[16]。所以，细菌耐药问题成为人类必须面对并且亟待解决的重大问题之一。

三、解决细菌耐药问题的新思路：抗生素佐剂研究

细菌耐药问题日益严峻，新抗生素研发数量不足，有效利用现有的药物显得尤为重要。如何重新恢复现有抗生素的敏感性或者开发现有抗生素的新功能，同时有效降低细菌耐药性成为解决细菌耐药问题的新目标。

研究和开发抗生素佐剂为解决细菌抗生素耐药问题提供了科学的新思路。抗生素佐剂是指没有抗菌作用或者抗菌作用较弱，但能针对细菌某类生理活动从而达到增强其他药物抑菌作用的物质[17-18]。抗生素佐剂和抗生素联合用药，能增强抗生素的抑菌能力，减少临床治疗中抗生素的选择压力，缓解新抗生素开发的迫切需要。抗生素佐剂的研究为抗耐药菌研究提供了新模式和新思路。抗生素佐剂以增强临床使用抗生素抑菌活性为前提，以逆转细菌耐药性为研究目标，力图弥补新抗生素开发难度极大的短板，解决细菌耐药性日益严重的问题，从而进一步保证抗生素临床应用的安全性与有效性。

第二节　抗生素佐剂国内外研究进展

一、化学药作为抗生素佐剂的研究进展

现代抗微生物领域的研究又将抗生素佐剂称为"耐药性爆破者（resistance breakers）"或者"抗生素增效剂（antibiotic potentiators）"[19-22]。抗生素佐剂与抗生素联合用药能增强现有抗生素的抑菌活性以降低抗生素的使用剂量和选择压力。相比于开发一种针对新靶点的全新抗生素，抗生素佐剂的研发免除了不必要的挑战和花费。

细菌产生耐药性的主要原因：产生抗生素水解酶水解抗生素；激活细菌抗生素特异性外排泵使抗生素排出细菌体内；降低细菌细胞膜通透性使药物无法进入细菌体内；细菌自身抗生素作用靶点的变异。

针对上述细菌耐药机制，当前抗生素佐剂的研究主要集中于以下几个方面：

（一）β-内酰胺酶抑制剂

该类药物是当前研究最成功且已临床应用的一类抗生素佐剂，约40年前第一种β-内酰胺酶抑制剂克拉维酸被发现[23]。此后，β-内酰胺酶抑制剂广泛应用于临床治疗耐药菌感染疾病的第一线。

β-内酰胺酶是一种能直接水解β-内酰胺类抗生素的水解酶，按照其蛋白质结构差异分为A、B、C和D四类[24]。鲍曼不动杆菌、铜绿假单胞菌、大肠杆菌及金黄色葡萄球菌都能产生β-内酰胺酶使β-内酰胺酶类抗生素失效。已经应用于临床的克拉维酸、舒巴坦、他唑巴坦都属于β-内酰胺酶抑制剂。

阿维巴坦是最近被批准临床应用的β-内酰胺酶类抑制剂，2014年美国FDA批准阿维巴坦联用头孢他啶用于治疗腹内及尿道的复杂多重感染[25]。此外，研究发现阿维巴坦能抑制细菌的青霉素结合蛋白（PBPs）表达[26]。

最新被批准进入临床试验的β-内酰胺酶抑制剂为Diazabicyclooctanes（DBO）[27]，20世纪90年代的研究发现该化合物能有效抑制β-内酰胺酶活性，FDA于2011年批准DBO进入临床试验阶段。

（二）外排泵抑制剂

1980年，有研究发现细菌对四环素耐药的主要耐药机制是四环素的主动外排作

用[28]，此后的研究进一步表明细菌能对多种抗生素产生外排作用，使抗生素无法在细菌体内累积到有效抑菌浓度，导致抗生素抑菌效果减弱[29-30]。同时，细菌的外排泵并不是特异性针对某一种抗生素，外排泵作用与细菌的多重耐药直接相关。所以，以细菌外排泵为靶点发现抗生素佐剂也逐渐成为研究热门。

外排泵抑制剂中最具有代表性的化合物是 PaβN，研究证明 PaβN 能增强喹诺酮类、大环内酯类以及氯霉素对致病菌的抑菌作用，具有广谱的抗生素增效作用。但是，PaβN 具有细胞毒性，这成为制约其临床应用的主要因素[31-33]。

细胞毒性是新化合物药物研发中不可避免的问题。从临床使用药物中筛选出具有细菌外排泵抑制剂功能的药物成为研究热点。一种临床使用的抗肿瘤药汀考达被发现能抑制耐药结核分枝杆菌的外排泵作用，增强利福平对结核分枝杆菌的抑菌作用[34]。汀考达已作为抗肿瘤药物应用于临床多年，安全性已被大量临床数据反复验证。所以，汀考达有作为抗生素佐剂抗结核分枝杆菌应用的潜力。

抗生素佐剂联用抗生素抑菌为解决细菌耐药日益严峻这一全球必须面对的问题提供了高效合理的解决方案，具有延长现有抗生素的使用寿命和缓解新抗生素研发压力的双重优势。抗生素佐剂一般具有以下三个特点：①自身抗菌活性较弱；②能增强抗生素的抑菌活性；③对细菌的耐药机制有逆转作用。根据文献报道，一些具有清热解毒功效的传统中药符合上述作用特点，提示中药有作为抗生素佐剂的潜力。研究中药作为抗生素佐剂很有意义，将传统中药作为抗生素佐剂研究也逐渐成为研究热点。

二、中药作为抗生素佐剂的研究进展

中药具有数千年的应用历史，古人通过"人种药理学"等方式，探索总结了宝贵的治病和防病经验。中药具有多成分、多靶点作用的特点，而且中药临床应用的主要形式为复方，即联合用药，很大程度符合抗生素与抗生素佐剂联合用药的思路，提示中药有作为抗生素佐剂的潜力。有报道显示，多种具有清热解毒作用的中药有一定的抑菌活性。研究结果发现，中药的抑菌活性往往弱于抗生素。所以，中药单用抑菌并不是中药抗菌应用最科学的方式。近年来，越来越多的研究发现中药对多种抗生素有抑菌活性增强的作用，通过研究中药、中药提取物对抗生素的增效作用、对细菌耐药性的逆转作用及对机体免疫系统的影响，为中药联用抗生素抗菌提供了科学依据。此外，多种传统中药已有悠久的临床用药历史，更保证了临床用药的安全性。所以，中药可能是一种合适的抗生素佐剂的选择。

当前，中药作为抗生素佐剂研究主要存在以下两个不足：①对抗生素增效作用的研究仅局限于单次给药，不符合临床抗生素使用的用药规律，缺乏持续给药对抗生素药效影响及对细菌耐药性影响的研究；②确定某些中药具有抗生素增效作用，但增效的作用机制尚不明确，缺乏对增效作用机制的具体研究。因此，中药作为抗生素佐剂，任重而道远。

（一）中药及其提取物抗生素增效作用研究

多种中药及其提取物已被报道符合抗生素佐剂的作用特点，研究表明有些天然产物的最低抑菌浓度（minimum inhibitory concentration，MIC）大于1000 μg/mL，抑菌活性较弱。但研究报道和长期的临床用药显示，它们能有效治疗细菌感染引发的疾病。进一步的研究表明，尽管这些中药自身抗菌活性较弱，但它能通过增强机体免疫功能或以增效、协同等不同的调节机制增强其他药物药效，发挥抵御外界感染的功效[35]。

黄连、黄芩、黄柏、苦参、连翘等多种中医临床广泛应用的清热解毒中药被发现具有显著的抗生素佐剂特点，能增强头孢他啶、氨曲南、左氧氟沙星、头孢曲松、氨苄西林等抗生素对耐药细菌的抑菌活性，联用抗生素能使抗生素MIC下降至其单用时的 $1/4 \sim 1/8$[36-37]。

中药有作为外排泵抑制剂的潜力，很多研究发现中药对细菌外排泵功能有抑制作用。小檗属植物提取物的抑菌活性较弱，MIC为256 μg/mL。但是，小檗碱属植物提取物联用诺氟沙星能有效增强诺氟沙星对norA外排泵菌株的抑菌能力，药物联用使诺氟沙星的MIC下降到16 μg/mL[38]。一种应用于临床抗癌的水飞蓟属植物也被证明对norA外排泵功能有抑制作用[39]。此外，迷迭香提取物对金黄色葡萄球菌的Tet K外排泵功能有抑制作用，使红霉素的MIC从256 μg/mL降至32 μg/mL[40]。

尽管多项研究表明中药具有作为抗生素佐剂临床应用的潜力，但是我们不能忽视中药在抗生素佐剂研究中存在的不足。由于中药及其提取物成分复杂，当前的研究多侧重于混合物给药药效研究，对于为何选择混合物作为研究对象没有进行充分的实验论证，且缺乏足够的数据支撑。因此，建立基于药效实验及混合物化学物质基础研究两方面结合的综合分析，解析混合物用药特点及所含化合物单独作用特点是十分必要的。

（二）猴耳环中所含化合物抗生素增效作用研究进展

本团队已对具有抗生素增敏活性的猴耳环提取部位进行了成分分析，对猴耳环的化学物质基础进行了初步的研究，通过对已知化合物的抗菌作用及抗生素增敏作用研究结果进行检索，发现其中9种化合物有抗菌作用及抗生素增敏作用。

1. 没食子酸（GA）

GA对多种细菌有抑菌活性。GA单用抗MRSA的MIC结果如表1-1所示。很多报道显示，GA能显著增强抗生素抗MRSA活性。研究表明，128 μg/mL的GA能增强诺氟沙星（MIC：156.3 ～ 49.1 μg/mL）和庆大霉素（MIC：49.21 ～ 2.44 μg/mL）对MRSA的抑菌能力。另一项研究发现，GA能增强多种卤代喹啉类药物的抗

MRSA 活性[41]。不但 GA 本身具有抗生素增敏作用，GA 的结构修饰物同样具有抗生素增敏活性，壳聚糖连接 GA 后形成的 4 种新化合物 gallic acid-grafted-chitosan（主要区别为 GA 含量不同）均能降低氨苄西林、苯唑西林、青霉素对 MRSA 的 *MIC*。在 4 种结构修饰物中，GA 含量越高，对上述 3 种抗生素的增效能力越强，提示 GA 对 β - 内酰胺类抗生素有增效作用[42]。

表1-1　没食子酸对金黄色葡萄球菌的体外抑菌文献报道结果

菌株数量	抑菌浓度（μg/mL）	发表时间	参考文献
20	15.7～31.3	1997	[43]
1	3200	2002	[44]
6	3.5～12.5	2012	[42]
2	4	2014	[45]
3	>256	2004	[46]
1	1750	2013	[47]
2	>3200	2003	[48]
1	>680.48	2012	[49]
1	>1024	2016	[50]
1	>128	2011	[51]
2	>1000	2013	[52]
4	128	2003	[53]
17	63～125	2009	[54]
11	1024	2012	[55]

研究发现，GA 含量为 24.4% 的葡萄果渣提取物能显著降低环丙沙星、诺氟沙星、左氧氟沙星、氨苄西林、四环素以及氯霉素对 MRSA 的 *MIC*[56]。主要成分为 GA 和单宁酸的没食子树提取物能增强阿莫西林、苯唑西林和青霉素 G 的抑菌活性，该提取物联用 3 种抗生素在部分菌株中出现协同作用；但是，两种化合物单独联用 3 种抗生素仅表现为相加作用，提示混合物的抗生素增效作用强于单体化合物对抗生素的增效作用。研究发现，GA 含量为 20%（大量含有单宁酸）的没食子树提取物对 MRSA 有抑菌活性（*MIC* 为 312.5 μg/mL），该提取物对万古霉素有增效作用，两药联用表现为协同作用[57]；GA 在 1 mg/mL[47]和 4 mg/mL 能起到预防生物被膜形成及破坏已形成生物被膜的效果，提示抑制细菌生物被膜可能是 GA 增强抗生素耐药的作用机制之一。

2. 表没食子儿茶素（EGC）

EGC 是猴耳环中含量较多的化合物（含量 22.6%），它也是绿茶提取物中的主要成分（含量19%）。绿茶提取物被广泛证明对 MRSA 有抑菌作用和抗生素增效作用[58]，含有 EGC 的绿茶提取物对苯唑西林[59]、阿莫西林、头孢唑林、氨苄西林[60]等抗生素的抗 MRSA 活性有显著的增强作用。

但是，研究发现 EGC 对 MRSA 抑菌活性较弱，且 EGC 联用无法增强抗生素抗 MRSA 的药效。研究表明，25 μg/mL 的 EGC 不能增强苯唑西林对 3 株 MRSA 的抑菌活性[61]；另一项研究显示，50 μg/mL 的 EGC 不能增强苯唑西林抗 4 株 MRSA 的抑菌活性[62]。

综上所述，EGC 作为单一化合物和抗生素联用时无法增强抗生素作用，但是与其他化合物混合后联用抗生素给药时对抗生素有增效作用。一项研究表明，EGC 单独给药无法增强苯唑西林对 MRSA 的抑菌作用，但 EGC 能增强儿茶素[63]、EGCg 及 ECg[64]抗生素增敏效果，上述化合物与 EGC 混合后联用抗生素能产生更强的抗生素增效作用。提示 EGC 与某些化合物混合，能增强这些化合物的抗生素增效作用。

3. 没食子酸甲酯（methyl gallate，MG）

MG 对 MRSA 抑菌活性较弱（>1024 μg/mL）[65]，但 MG 对环丙沙星抗沙门氏菌的抑菌作用有增强效果，提示 MG 对环丙沙星具有抗生素增效作用。

4. 连苯三酚

研究表明，浓度为 128 μg/mL 的连苯三酚能增强诺氟沙星（MIC：156.3 ～ 78.31 μg/mL）和庆大霉素（MIC：49.21 ～ 2.44 μg/mL）对 MRSA 的抑菌活性，提示连苯三酚对诺氟沙星和庆大霉素具有抗生素增效作用。

5. 没食子酸乙酯（ethyl gallate，EG）

EG 抑菌活性较弱，研究发现 EG 对 MRSA 的抑菌效果很弱（MIC > 512 μg/mL），但 EG 有显著抗生素增敏作用，多项研究证明 EG 对不同抗生素抗 MRSA 活性有显著的增强作用。EG 联用抗生素能增强苯唑西林等 β - 内酰胺酶类抗生素[66]和四环素[67]对 MRSA 的抑菌作用。此外，25 μg/mL 和 50 μg/mL 的 EG 联用苯唑西林能显著增强苯唑西林对 MRSA 的抑菌活性，但是不能增强苯唑西林抗敏感金葡菌 MSSA 活性。

6. 表没食子儿茶素没食子酸酯（EGCg）

绿茶及其提取物已被广泛证明对 MRSA 有显著抑菌活性，对抗生素抗 MRSA 有抗生素增效作用。EGCg 作为绿茶提取物中含量最高的部分（含量50%），其抑菌增效作用也已被广泛研究。多项研究证明 EGCg 对 MRSA 有显著的抑菌活性，其 MIC 范围为 50 ～ 300 μg/mL[68-71]。EGCg 抗 MRSA 作用机制与 EGCg 和 MRSA 细胞壁结合、破坏细胞壁结构有关。

EGCg 能逆转 MRSA 对多种抗生素的耐药性。25 μg/mL 的 EGCg 能够显著逆转 MRSA 对青霉素 G、苯唑西林、加氧西林、氨苄西林和头孢氨苄等 β 内酰胺类抗生素的耐药性[72]。其他研究表明，EGCg 能够逆转 MRSA 对氨苄西林舒巴坦和碳青霉烯类药物的耐药性[61, 73]。

EGCg 逆转耐药机制主要有以下三点：①抑制 PBP2a 蛋白表达[74]。25 μg/mL 含有 EGCg 的野茶树提取物能抑制 MRSA 细菌中 PBP2a 蛋白的表达，逆转 MRSA 对 β - 内酰胺类抗生素的耐药性。ZHAO W H 等[72]发现 EGCg 在 25 μg/mL 的浓度下在体外能显著降低耐药菌对苄基青霉素、苯唑西林、甲氧西林、氨苄西林、头孢氨苄的敏感性，但 6.25 μg/mL、12.5 μg/mL、25 μg/mL 的 EGCg 对细胞 PBP2a 蛋白和 β - 内酰胺酶活性无影响。通过肽聚糖含量对药物药效影响的实验发现 EGCg 对 β - 内酰胺类的协同作用可能是直接与肽聚糖结合（binding），破坏细胞壁的完整性。进一步研究发现，EGCg 浓度加大到 50 μg/mL 和 100 μg/mL 时，PBP2a 蛋白表达明显下调，提示 EGCg 能够抑制 PBP2a 蛋白表达[74-75]。②抑制细菌外排泵作用，减少药物外排。研究表明 EGCg 抑制特异性外排泵蛋白中的 TetK 蛋白，减少四环素的外排作用[76]。③影响细菌生物被膜的形成。研究表明，EGCg 能有效抑制金黄色葡萄球菌生物被膜的形成，降低 MRSA 的耐药性[29]。上述研究表明，EGCg 是一种合适作为抗生素佐剂的化合物，有良好的抑菌活性和抗生素增效作用。但是，另一项研究却发现，细菌持续暴露在 EGCg 中会对万古霉素、苯唑西林及氨苄西林产生耐药性[77]。造成耐药性有悖于抗生素佐剂应用的初衷，所以近年来的研究也集中在含有 EGCg 的混合物增效抗生素的研究。研究发现，多种含有 EGCg 的植物提取物都对 MRSA 有抑菌以及抗生素联用增效作用。另有研究表明，含有 EGCg 的山楂提取物、野茶树提取物均对 MRSA 有抑菌及抗生素增效作用[63, 78]。

7. 杨梅苷

杨梅苷对多种细菌具有抗菌活性，研究发现杨梅苷能抑制 MRSA 和耐万古霉素肠球菌的生长[79]，并且对一些厌氧的革兰氏阴性牙周细菌有显著的抑菌活性，MIC 为 20 μg/mL[80]，杨梅苷对铜绿假单胞菌有显著的抑菌作用（MIC 为 1.5 μg/mL），研究还发现，杨梅苷能增强磺胺甲恶唑对三株铜绿假单胞菌的抑菌作用[81]。杨梅苷对肺炎克雷伯菌的抑菌作用较弱（MIC_{50} 为 128 mg/mL），但是 32 μg/mL 的杨梅苷联用阿莫西林、氨苄西林舒巴坦和头孢西汀产生协同作用[25]。此外，杨梅苷还有很强的抗结核作用（MIC 为 50 μg/mL）[82]。500 μg/mL 的杨梅苷对枯草芽孢杆菌、棒状杆菌、粪肠球菌、大肠杆菌白喉有显著的抑菌作用，抑菌圈从 13.4 ~ 19.2 mm，其中对革兰氏阳性菌的效力更高[83]。

8. 槲皮苷

槲皮苷对抗生素的增效作用是近年来的研究热点。多种含有槲皮苷的植物提取物被证实对 MRSA 有抑菌作用，如含有槲皮苷的猪怏怏（*Galium aparine* L）[79]、黑儿茶提取物[84]、3 种金丝桃属提取物[85]对 MRSA 有显著抑菌活性。此外，研究发现含有槲皮苷的提取物具有抗生素增效作用，槲皮苷联用能增强脱氧野尻霉素对变异肺炎链球菌的抑菌活性，两药联用产生协同作用，联用时对于该细菌不同毒力因子的抑制作用强于单独用药，且两药联用能显著影响细菌生物被膜的形成[86]。

研究表明，含有槲皮苷的棱果蒲桃提取物对氨基糖苷类抗 MRSA 抑菌活性有增效作用[87]；进一步研究表明，槲皮苷单一化合物联用诺氟沙星能增强诺氟沙星对 MRSA 的抑菌活性，*MIC* 从 128 μg/mL 降至 64 μg/mL，槲皮苷的抗生素增效机制可能与抑制 MRSA 的 NorA 外排泵功能有关[88]。

9. 槲皮素

研究表明，260 μg/mL 的槲皮素能显著抑制 MRSA 细菌生长，对氨苄西林、头孢他啶、头孢曲松和亚胺培南抗 MRSA 抑菌活性有增效作用[89]。此外，槲皮素能增强阿莫西林、亚胺培南、头孢他啶等抗生素对 MRSA 的抑菌活性，抗生素增效的作用机制与增加细菌细胞膜的通透性有关[90-91]。

槲皮素具有很强的抗生素增效作用，研究发现在 14 种植物化学物质中，槲皮素对苯唑西林抗 MRSA 作用的增强能力最强[92]。

多种含有槲皮素的植物提取物被证明对抗生素抗 MRSA 药效有增敏作用，*Stephania suberosa* Forman 提取物能增强氨苄西林的抗 MRSA 作用[93]；无花果叶提取物能增强苯唑西林、氨苄西林的抗 MRSA 作用[94]；*Vernonia condensata* Baker 提取物能增强氯霉素抗 MRSA 作用，其机制可能与抑制细菌生物被膜有关；砂生槐提取物对 MRSA 有显著的抑菌活性，值得注意的是，该项研究表明整体混合物的抑菌活性要强于其中所含的单体化合物，混合物对诺氟沙星、红霉素有抗生素增效作用，可能的增效机制为抑制 MRSA 的 NorA 外排泵功能[95]。

除能增强抗生素作用外，研究发现槲皮素联用茶黄素能加强茶黄素对 MRSA 的抑菌活性[96]；另一项研究表明，槲皮素能增强白藜芦醇、木犀草素对 MRSA 的抑菌活性[97]。

10. 其他化合物

暂未发现 5，7，3′，4′，5′-五羟基黄烷、（-）-5，3′，4′，5′-四羟基黄烷-7-没食子酸酯、阿福豆苷等化合物抗菌作用的相关报道，上述化合物的报道集中在抗氧化、抗肿瘤及抗病毒作用[98-100]。

综上所述，猴耳环中含有的多种化合物具有抗菌活性和抗生素增效作用，对于 β-内酰胺类、大环内酯类、喹诺酮类等抗生素有增效作用。这些化合物对抗生素增效作用的机制主要包括以下四个方面：①降低 PBP2a 蛋白表达；②增加细胞膜通透性；③影响细菌特异性外排泵功能；④抑制细菌生物被膜的产生。

某些化合物不具备抗菌作用和抗生素增效作用，但它能增强其他化合物的抗生素增效作用。因此，混合物作为抗生素佐剂有其自身的优势。

第三节　本书解决的关键问题及主要研究内容

一、本书解决的关键问题

我们以传统岭南特色中药猴耳环提取物为研究载体，围绕其是否具有作为抗生素佐剂的潜力这一科学问题展开研究。研究涉及以下三个方面：

1. 猴耳环抗菌活性及抗生素增效作用研究

猴耳环对于不同细菌的抑菌活性并不一致，并且未明确猴耳环的抑菌谱，未明确猴耳环对哪种细菌具有最强的抑菌活性。此外，猴耳环能增强多种抗生素抑菌活性，但对哪一种抗生素增效作用最强尚不明确。因此，确定猴耳环对哪种细菌具有最强的抑菌活性和对何种抗生素增效作用最强，是本书拟解决的关键问题之一。

2. 猴耳环持续用药对细菌耐药性的影响研究

临床抗生素治疗疾病是一个持续给药过程，抗生素与细菌持续接触会导致细菌耐药性的增加。抗生素佐剂持续给药若加强细菌耐药性会带来更大的风险。所以，通过持续给药实验研究猴耳环单用和猴耳环联用抗生素对细菌耐药性产生什么影响，是本书拟解决的关键问题之一。

3. 猴耳环逆转细菌耐药机制研究

目前，对于中药作用机制研究较少，中药抗菌作用机制缺乏实验数据支撑。仅靠药效数据很难被国际主流的医学认可。因此，明确中药抑菌、抗生素增效机制，确定猴耳环的逆转细菌耐药机制，是本书拟解决的又一关键问题。

二、主要研究内容

主要研究内容包括以下五个方面：

1. 猴耳环化学物质基础研究

猴耳环提取物是一个由多种化合物组成的混合物，本研究将在前期研究基础的上，对分析分离手段进行优化，进一步对猴耳环提取物中所含化学成分进行定性分析，力图全面阐明猴耳环的化学物质基础，为猴耳环的质量控制提供实验依据。

2. 猴耳环体外抑菌活性研究

根据 CLSI 标准进行猴耳环体外抑菌活性筛选。通过对猴耳环抗 MRSA、敏感金黄色葡萄球菌、产 ESBLs 大肠杆菌、产 ESBLs 肺炎克雷伯菌和耐药结核分枝杆菌等 5 种临床常见细菌的抑菌活性研究，为后续联用实验提供剂量选择依据。

3. 猴耳环单次给药联用抗生素抗 4 种耐药菌协同增效研究

利用棋盘格稀释法将不同浓度的猴耳环和不同浓度的抗生素进行组合，研究猴耳环对抗生素的增效作用，为后续持续给药实验提供剂量、药物组合的依据。

4. 猴耳环持续给药对 MRSA 及 MSSA 耐药性的影响

利用持续给药实验研究猴耳环对细菌单一耐药性和多重耐药性的影响，评价猴耳环对抗生素连续处理所致细菌耐药的抑制和逆转作用，确定猴耳环逆转耐药作用特点，为下一步作用机制研究提供依据。

5. 猴耳环逆转 MRSA 耐药机制研究

采用透射电子显微镜观察、蛋白免疫印迹技术及实时荧光 PCR 技术，多角度研究猴耳环抗 MRSA 的作用，科学阐释猴耳环逆转 MRSA 细菌耐药的机制。

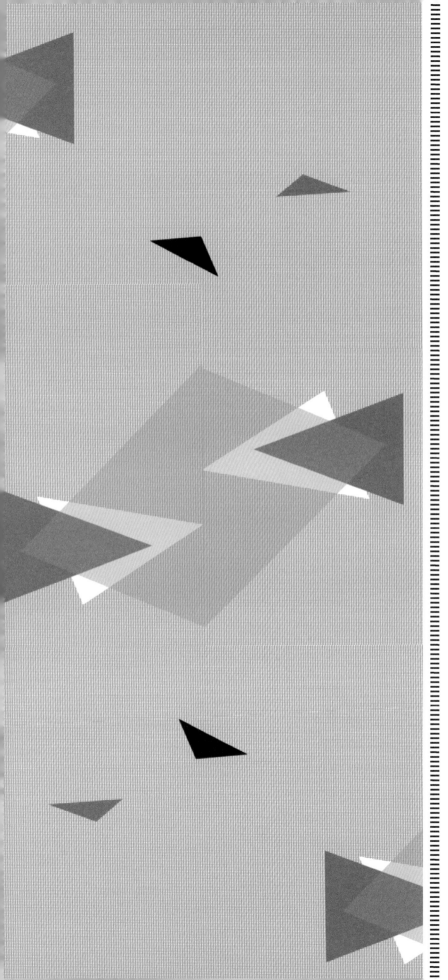

第二章　猴耳环化学物质基础研究

第一节　概　　述

猴耳环化学成分组成丰富[101]，包括黄酮类化合物、三萜和甾体类化合物、酚酸类化合物。猴耳环丰富的化学成分使其具有抗炎、抗菌、抗病毒、抗氧化和降血糖等多种药理活性。

为了全面阐明猴耳环的化学物质基础，我们采用超高压色谱串联三重四极杆飞行时间质谱（UFLC-Q-TOF-MS/MS）技术对猴耳环提取物进行分析，采集已有对照品的质谱行为信息和裂解规律，鉴定和分析猴耳环的化学物质组成，共确证、指认了 43 个化合物，为阐明猴耳环的药效物质基础提供了依据。

第二节　UFLC-Q-TOF-MS/MS 分析

【实验材料】

（一）仪 器

日本 SHIMADZU 公司超快速高效液相色谱仪（二元高压梯度泵 LC - 20AD - XR，自动进样器 SIL - 20AD - XR，柱温箱 CTO - 20A，日本岛津公司）；三重四极杆 - 飞行时间质谱（Triple TOF 5600，美国 AB SCIEX 公司）；超纯水机（Millpore Simplicity 185 personal，美国密理博公司）；微量移液器（德国 Eppendorf 公司）；十万分之一电子分析天平（BP211D，德国 Sartorius 公司）；C_{18} 色谱柱：Phenomenex Kinetex - C_{18}（150 mm × 3.0 mm，2.6 μm）。

（二）试 剂

甲酸（Sigma 公司，批号：0001408600）；乙腈（色谱级，天津科密欧化学试剂研究开发公司）；本研究所用对照品如表 2 - 1 所示。

表 2 - 1　实验用对照品

对照品	批　号	供货单位
槲皮苷	111538 - 200504	中国食品药品检定研究院
木犀草素	111520 - 200504	中国食品药品检定研究院
表没食子儿茶素	D0161	上海宝曼生物科技有限公司
没食子酸甲酯	D1754	上海宝曼生物科技有限公司
没食子酸乙酯	D1334	上海宝曼生物科技有限公司
鞣花酸	B21073	上海源叶生物科技有限公司
杨梅素	B21458	上海源叶生物科技有限公司
没食子酸	B20851	上海源叶生物科技有限公司
杨梅苷	B21457	上海源叶生物科技有限公司
阿福豆苷	B30002	上海源叶生物科技有限公司
葫芦巴碱	B20521	上海源叶生物科技有限公司
原花青素 B2	B21617	上海源叶生物科技有限公司
L - 苯丙氨酸	B21910	上海源叶生物科技有限公司
没食子儿茶素	G133381	上海阿拉丁生化科技股份有限公司
DL - 苹果酸	M101126	上海阿拉丁生化科技股份有限公司
DL - 六氢吡啶羧酸	S136371	上海阿拉丁生化科技股份有限公司
根皮苷	P139206	上海阿拉丁生化科技股份有限公司
无水柠檬酸	C108872	上海阿拉丁生化科技股份有限公司
D - 葡萄糖	G116305	上海阿拉丁生化科技股份有限公司
（ - ）- 表没食子儿茶素没食子酸酯	E107403	上海阿拉丁生化科技股份有限公司
表儿茶素	E107318	上海阿拉丁生化科技股份有限公司
二水槲皮素	Q118458	上海阿拉丁生化科技股份有限公司
β - 蜕皮甾酮	H108843	上海阿拉丁生化科技股份有限公司
（ - ）- 表儿茶素没食子酸酯	E101658	上海阿拉丁生化科技股份有限公司

（三）供试品

猴耳环流浸膏由广州白云山花城药业有限公司提供，批号：20200306，每毫升流浸膏的药物成分相当于 5.9 g 猴耳环药材。

【实验部分】

(一) 检测条件

1. 液相色谱条件

色谱柱：Phenomenex Kinetex – C$_{18}$ (150 mm×3.0 mm，2.6 μm)；柱温：40 ℃；流动相：流动相 A 含 0.1% 甲酸的水溶液，流动相 B 含 0.1% 甲酸的乙腈溶液，液相洗脱梯度如表 2 – 2 所示。

表 2 – 2　流动相洗脱梯度

时间 (min)	流动相 A (%)	流动相 B (%)
0～35	95→5	5→95
35～55	5→95	95→5

2. 质谱条件

离子源：分别采用 ESI 电喷雾源正、负离子模式检测；gas1，55 psi；gas2，55 psi；ion spray voltage 5500 V (正离子)，4500 V (负离子)；curtain gas 35 psi；temperature 550 ℃；collision energy 40 V；declustering potential 60 V。雾化气、辅助气均采用氮气。

(二) 溶液的制备

1. 对照品溶液制备

分别称取对照品适量，加甲醇定容至 10 mL 容量瓶中，制成对照品母液；之后分别吸取上述对照品混匀，制成含不同对照品终浓度均为 10 μg/mL 的混合对照品溶液。

2. 供试品溶液制备

精密称量猴耳环流浸膏 0.200 g，精密加入 10 mL 的 50% 乙腈水溶液 ($V:V=$ 50：50)，称重，超声 30 min，放冷后，用 50% 乙腈水溶液 ($V:V=$ 50：50) 补足减少的重量，摇匀，0.45 μm 滤膜过滤，取续滤液进样。进样量 10 μL。

【实验结果】

对猴耳环流浸膏供试品溶液进行分析，分别在正模式和负模式下，同时进行一级和二级扫描，其总离子流图如图 2 – 1 所示，结合对照品对照、准分子量比较和裂解碎片特征，共确证、指认了 43 个化合物 (表 2 – 3)。

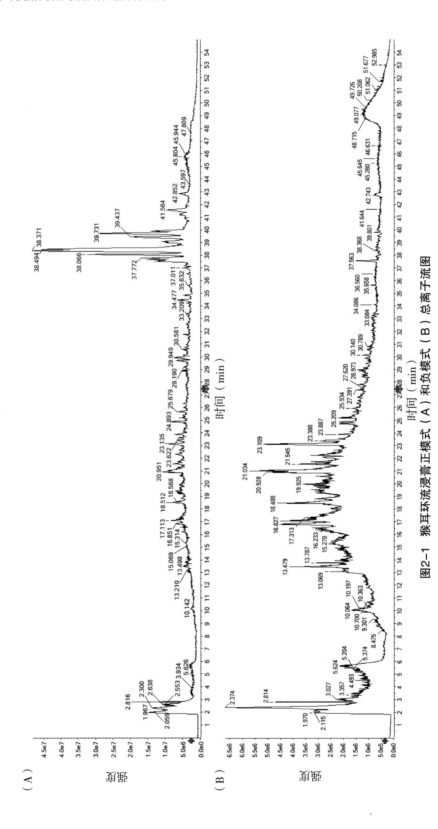

图2-1 猴耳环流浸膏正模式（A）和负模式（B）总离子流图

表 2 - 3　猴耳环流浸膏全成分分析结果

序号	保留时间（min）	分子式	分子量	[M+H]⁺	[M-H]⁻	正模式下二级碎片	负模式下二级碎片	化合物
1	2.16	$C_6H_{14}N_4O_2$	174.1117	175.1190	173.1047	175.1190 $[M+H]^+$; 70.0635 $[M+H-HCOOH-CH_5N_3]^+$	173.1047 $[M-H]^-$; 131.0825 $[M-H-CH_2N_2]^-$	L-精氨酸
2	2.22	$C_4H_7NO_4$	133.0375	134.0375	132.0304		132.0304 $[M-H]^-$; 115.0029 $[M-H-NH_3]^-$; 88.0401 $[M-H-CO_2]^-$	天冬氨酸
3	2.28	$C_6H_{12}O_6$	180.0634		179.0571		179.0571 $[M-H]^-$; 89.0247 $[M-H-5H_2O]^-$; 71.0142 $[M-H-6H_2O]^-$; 59.0141 $[M-H-5H_2O-CH_2O]^-$	D-无水葡萄糖
4	2.35	$C_7H_7NO_2$	137.0477	138.0489	136.0361	138.0489 $[M+H]^+$; 94.0627 $[M+H-CO_2]^+$; 92.0473 $[M+H-HCOOH]^+$; 78.0324 $[M+H-CO_2-CH_4]^+$; 65.0373 $[M+H-CO_2-CH_2NH]^+$		葫芦巴碱
5	2.63	$C_4H_6O_5$	134.0215	135.0288	133.0149	135.0288 $[M+H]^+$; 71.0101 $[M+H-HCOOH-H_2O]^+$	133.0149 $[M-H]^-$; 115.0037 $[M-H-H_2O]^-$; 72.9934 $[M-H-CH_3COOH]^-$; 71.0142 $[M-H-H_2O-CO_2]^-$	苹果酸

续上表

序号	保留时间(min)	分子式	分子量	[M+H]+	[M-H]-	正模式下二级碎片	负模式下二级碎片	化合物
6	2.63	$C_6H_{11}NO_2$	129.0790	130.0801	128.0723	130.0801 $[M+H]^+$；84.0784 $[M+H-HCOOH]^+$；56.0480 $[M+H-HCOOH-C_2H_4]^+$		六氢吡啶羧酸
7	2.81	$C_6H_8O_7$	192.0270	193.0273	191.0208	193.0273 $[M+H]^+$；139.0003 $[M+H-3H_2O]^+$；129.0155 $[M+H-HCOOH-H_2O]^+$；111.0060 $[M+H-HCOOH-2H_2O]^+$	191.0208 $[M-H]^-$；111.0088 $[M-H-CO_2-2H_2O]^-$；87.0088 $[M-H-CO_2-CH_3COOH]^-$；85.0298 $[M-H-2CO_2-H_2O]^-$	柠檬酸
8	4.17	$C_4H_6O_4$	118.0266		117.0192		117.0192 $[M-H]^-$；73.0286 $[M-H-CO_2]^-$	丁二酸
9	5.56	$C_7H_6O_5$	170.0215	171.0223	169.0153	171.0223 $[M+H]^+$；153.0153 $[M+H-H_2O]^+$；127.0364 $[M+H-CO_2]^+$；125.0209 $[M+H-HCOOH]^+$；109.0261 $[M+H-H_2O-CO_2]^+$；107.0105 $[M+H-H_2O-HCOOH]^+$；81.0322 $[M+H-CO_2-H_2O-CO]^+$	169.0153 $[M-H]^-$；125.0239 $[M-H-CO_2]^-$	没食子酸
10	7.89	$C_9H_{11}NO_2$	165.0790	166.0794	164.0728		164.0728 $[M-H]^-$；147.0436 $[M-H-NH_3]^-$；120.9410 $[M-H-CONH]^-$；103.0667 $[M-H-NH_3-CO_2]^-$	苯丙氨酸

续上表

序号	保留时间 (min)	分子式	分子量	[M+H]$^+$	[M-H]$^-$	正模式下二级碎片	负模式下二级碎片	化合物
11	10.08	$C_{15}H_{14}O_7$	306.0740	307.0720	305.0691		305.0691 [M-H]$^-$; 219.0670 [M-H-$C_4H_6O_2$]$^-$; 179.0359 [M-H-$C_6H_6O_3$]$^-$; 165.0203 [M-H-$C_7H_8O_3$]$^-$; 139.0407 [M-H-$C_8H_6O_4$]$^-$; 137.0251 [M-H-$C_8H_8O_4$]$^-$; 125.0252 [M-H-$C_9H_8O_4$]$^-$	没食子儿茶素
12	10.39	$C_7H_6O_4$	154.0266	155.0281	153.0192	155.0281 [M+H]$^+$; 137.0201 [M+H-H_2O]$^+$; 81.0320 [M+H-HCOOH-CO]$^+$	153.0192 [M-H]$^-$; 109.0292 [M-H-CO_2]$^-$	原儿茶酸
13	12.19	$C_{11}H_{12}N_2O_2$	204.0899	205.0887	203.0840		203.0840 [M-H]$^-$; 159.0954 [M-H-CO_2]$^-$; 142.0662 [M-H-CO_2-NH_3]$^-$; 116.0505 [M-H-CO_2-C_2H_5N]$^-$; 74.0253 [M-H-C_9H_7N]$^-$	色氨酸
14	12.35	$C_{16}H_{18}O_9$	354.0951		353.0903		353.0903 [M-H]$^-$; 191.0560 [M-H-$C_9H_6O_3$]$^-$; 179.0349 [M-H-$C_7H_{10}O_5$]$^-$; 135.0450 [M-H-$C_7H_{10}O_5$-CO_2]$^-$	新绿原酸

续上表

序号	保留时间（min）	分子式	分子量	[M+H]⁺	[M-H]⁻	正模式下二级碎片	负模式下二级碎片	化合物
15	13.47	$C_7H_6O_4$	154.0266		153.0194		153.0194 $[M-H]^-$； 109.0275 $[M-H-CO_2]^-$； 108.0218 $[M-H-COOH]^-$	龙胆酸
16	13.80	$C_{15}H_{14}O_7$	306.0740	307.0726	305.0691	307.0726 $[M+H]^+$； 139.0355 $[M+H-C_8H_8O_4]^+$；	305.0691 $[M-H]^-$； 219.0675 $[M-H-C_4H_6O_2]^-$； 179.0362 $[M-H-C_6H_6O_3]^-$； 165.0201 $[M-H-C_7H_8O_3]^-$； 139.0409 $[M-H-C_8H_6O_4]^-$； 137.0253 $[M-H-C_8H_8O_4]^-$； 125.0254 $[M-H-C_9H_8O_4]^-$	表没食子儿茶素
17	14.03	$C_{15}H_{14}O_6$	290.0790	291.0762	289.0716	291.0762 $[M+H]^+$； 147.0409 $[M+H-C_6H_5O_3-H_2O]^+$； 139.0358 $[M+H-C_8H_8O_3]^+$； 123.0413 $[M+H-C_8H_8O_4]^+$；	289.0716 $[M-H]^-$； 245.0821 $[M-H-C_2H_4O]^-$； 205.0510 $[M-H-C_4H_4O_2]^-$； 203.0715 $[M-H-C_4H_6O_2]^-$； 179.0346 $[M-H-C_6H_6O_2]^-$； 151.0397 $[M-H-C_7H_6O_3]^-$； 137.0242 $[M-H-C_8H_8O_3]^-$； 125.0232 $[M-H-C_9H_8O_3]^-$； 109.0292 $[M-H-C_9H_8O_4]^-$	儿茶素

续上表

序号	保留时间 (min)	分子式	分子量	[M+H]+	[M-H]-	正模式下二级碎片	负模式下二级碎片	化合物
18	14.27	$C_8H_8O_5$	184.0371	185.0376	183.0303	185.0376 [M+H]+; 153.0142 [M+H-CH_3OH]+; 126.0279 [M+H-CH_3-CO_2]+; 107.0104 [M+H-CH_3OH-HCOOH]+	183.0303 [M-H]-; 124.0163 [M-H-CH_3-CO_2]- ;	没食子酸甲酯
19	15.38	$C_{30}H_{26}O_{12}$	578.1424	579.1364	577.1424	579.1364 [M+H]+; 427.0919 [M+H-C_8H_8O_3]+; 409.0819 [M+H-C_8H_{10}O_4]+; 301.0640 [M+H-C_8H_{10}O_4-C_6H_4O_2]+; 291.0799 [M+H-C_8H_8O_3]+; 289.0640 [M+H-C_{15}H_{14}O_6]+; 247.0544 [M+H-C_8H_8O_3-C_6H_6O_3]+; 139.0359 [M+H-C_{15}H_{14}O_6-C_8H_6O_3]+; 127.0363 [M+H-C_8H_8O_3-C_8H_8O_2-C_9H_8O_3]+	577.1424 [M-H]-; 425.0847 [M-H-C_8H_8O_3]- ; 407.0740 [M-H-C_8H_{10}O_4]- ; 289.0692 [M-H-C_8H_8O_3-C_8H_8O_2]- ; 125.0247 [M-H-C_8H_8O_3-C_8H_8O_2-C_9H_8O_3]-	原花青素 B2
20	15.44	$C_{16}H_{18}O_9$	354.0951	355.0897	353.0878	355.0897 [M+H]+; 163.0355 [M+H-C_7H_{12}O_2]+;	353.0878 [M-H]-; 191.0556 [M-H-C_9H_6O_3]-	绿原酸

续上表

序号	保留时间(min)	分子式	分子量	[M+H]+	[M-H]-	正模式下二级碎片	负模式下二级碎片	化合物
21	15.95	$C_7H_6O_4$	154.0266		153.0195		153.0195 $[M-H]^-$; 135.0079 $[M-H-H_2O]^-$; 109.0286 $[M-H-CO_2]^-$	2,6-二羟基苯甲酸
22	16.06	$C_8H_8O_4$	168.0423	169.0426	167.0371	169.0426 $[M+H]^+$; 151.0341 $[M+H-H_2O]^+$; 93.0310 $[M+H-CH_3OH-CO_2]^+$; 65.0368 $[M+H-CH_3OH-CO_2-CO]^+$	167.0371 $[M-H]^-$; 152.0095 $[M-H-CH_3]^-$; 108.0210 $[M-H-CH_3-CO_2]^-$	香草酸
23	16.39	$C_{22}H_{18}O_{11}$	458.0849		457.0820	457.0820	457.0820 $[M-H]^-$; 305.0663 $[M-H-C_7H_4O_4]^-$; 169.0144 $[M-H-C_{15}H_{12}O_6]^-$; 137.0244 $[M-H-C_{15}H_{12}O_8]^-$; 125.0238 $[M-H-C_{15}H_{12}O_6-CO_2]^-$; 289.0726 $[M-H]^-$; 245.0830 $[M-H-C_2H_4O]^-$; 205.0518 $[M-H-C_4H_4O_2]^-$; 203.0719 $[M-H-C_6H_6O_2]^-$	表没食子儿茶素没食子酸酯
24	16.53	$C_{15}H_{14}O_6$	290.0790	291.0766	289.0726	291.0766 $[M+H]^+$; 147.0405 $[M+H-C_6H_6O_3-H_2O]^+$; 139.0354 $[M+H-C_8H_8O_3]^+$	179.0354 $[M-H-C_6H_6O_2]^-$; 151.0402 $[M-H-C_7H_6O_3]^-$; 137.0247 $[M-H-C_8H_8O_3]^-$; 125.0241 $[M-H-C_9H_8O_3]^-$; 109.0298 $[M-H-C_9H_8O_4]^-$	表儿茶素

续上表

序号	保留时间 (min)	分子式	分子量	[M+H]$^+$	[M-H]$^-$	正模式下二级碎片	负模式下二级碎片	化合物
25	16.83	$C_8H_8O_3$	152.0473	153.0484	151.0402	153.0484 $[M+H]^+$; 107.0477 $[M+H-HCOOH]^+$; 81.0664 $[M+H-CO_2-CO]^+$; 79.0500 $[M+H-HCOOH-CO]^+$	151.0402 $[M-H]^-$	杏仁酸
26	18.35	$C_9H_{10}O_5$	198.0528	199.0518	197.0469	199.0518 $[M+H]^+$; 171.0249 $[M+H-C_2H_4]^+$; 153.0143 $[M+H-C_2H_5OH]^+$; 127.0357 $[M+H-C_2H_4-CO_2]^+$; 125.0193 $[M+H-C_2H_4-HCOOH]^+$; 109.0260 $[M+H-C_2H_4-CO_2-H_2O]^+$; 107.0102 $[M+H-C_2H_4-HCOOH-H_2O]^+$; 81.0317 $[M+H-C_2H_4-CO_2-H_2O-CO]^+$	197.0469 $[M-H]^-$; 169.0143 $[M-H-C_2H_4]^-$; 125.0239 $[M-H-C_2H_4-CO_2]^-$; 124.0166 $[M-H-C_2H_4-COOH]^-$	没食子酸乙酯
27	19.41	$C_{22}H_{18}O_{10}$	442.0900	443.0848	441.0872	443.0848 $[M+H]^+$; 291.0793 $[M+H-C_7H_4O_4]^+$; 165.0505 $[M+H-C_{14}H_{14}O_6]^+$; 153.0147 $[M+H-C_{15}H_{14}O_6]^+$; 139.0358 $[M+H-C_7H_6O_5-C_6H_6O_2]^+$; 123.0411 $[M+H-C_7H_4O_4-C_8H_8O_{44}]^+$	441.0872 $[M-H]^-$; 289.0713 $[M-H-C_7H_4O_4]^-$	表儿茶素没食子酸酯

续上表

序号	保留时间（min）	分子式	分子量	[M+H]+	[M-H]-	正模式下二级碎片	负模式下二级碎片	化合物
28	20.63	$C_{26}H_{32}O_{11}$	520.1945	521.2017	519.1926	305.0570 $[M+H]^+$;	519.1926 $[M-H]^-$; 357.1337 $[M-H-C_9H_6O_3]^-$	松脂醇-4-O-β-D-吡喃葡萄糖苷
29	20.68	$C_{15}H_{12}O_7$	304.0583	305.0570	303.0509	179.0294 $[M+H-C_6H_6O_3]^+$; 153.0140 $[M+H-C_8H_8O_3]^+$; 133.0245 $[M+H-C_6H_6O_3-CO-H_2O]^+$	303.0509 $[M-H]^-$; 151.0392 $[M-H-C_8H_8O_3]^-$	花旗松素
30	21.06	$C_{21}H_{20}O_{12}$	464.0955	465.0873	463.0916	465.0873 $[M+H]^+$; 319.0344 $[M+H-C_6H_{10}O_4]^+$	463.0916 $[M-H]^-$; 317.0297 $[M-H-C_6H_{10}O_4]^-$; 316.0205 $[M-H-C_6H_{11}O_4]^-$	杨梅苷
31	21.56	$C_{21}H_{20}O_{12}$	464.0955	465.0875	463.0926	465.0875 $[M+H]^+$; 303.0410 $[M+H-C_6H_{10}O_5]^+$	463.0926 $[M-H]^-$; 301.0347 $[M-H-C_6H_{10}O_5]^-$; 300.0259 $[M-H-C_6H_{11}O_5]^-$	金丝桃苷
32	22.11	$C_{14}H_6O_8$	302.0063	303.0048	301.0012	303.0048 $[M+H]^+$; 284.9966 $[M+H-H_2O]^+$; 275.0126 $[M+H-CO]^+$; 257.0018 $[M+H-CO-H_2O]^+$		鞣花酸
33	22.25	$C_{21}H_{24}O_{10}$	436.1370	437.1654	435.1331		435.1331 $[M-H]^-$; 273.0774 $[M-H-C_6H_{10}O_5]^-$; 167.0352 $[M-H-C_6H_{10}O_5-C_7H_6O]^-$	根皮苷

续上表

序号	保留时间(min)	分子式	分子量	[M+H]⁺	[M-H]⁻	正模式下二级碎片	负模式下二级碎片	化合物
34	22.65	$C_{27}H_{44}O_7 \cdot$ HCOOH	526.3142	527.3013	525.3089		525.3089 $[M-H+HCOOH]^-$; 479.3001 $[M-H]^-$	β-蜕皮甾酮
35	22.96	$C_{15}H_{10}O_8$	318.0376	319.0350	317.0322		317.0322 $[M-H]^-$; 178.9989 $[M-H-C_7H_6O_3]^-$; 151.0041 $[M-H-C_8H_6O_4]^-$; 137.0244 $[M-H-C_8H_4O_5]^-$	杨梅素
36	23.11	$C_{21}H_{20}O_{11}$	448.1006	449.0939	447.0976	449.0939 $[M+H]^+$; 303.0414 $[M+H-C_6H_{10}O_4]^+$	447.0976 $[M-H]^-$; 301.0351 $[M-H-C_6H_{10}O_4]^-$	槲皮苷
37	23.71	$C_{15}H_{10}O_5$	270.0528	271.0507	269.0466		269.0466 $[M-H]^-$; 133.0294 $[M-H-C_7H_4O_3]^-$	染料木素
38	24.74	$C_{21}H_{20}O_{10}$	432.1057	433.0995	431.1022	433.0995 $[M+H]^+$; 287.0472 $[M+H-C_6H_{10}O_4]^+$	431.1022 $[M-H]^-$; 285.0407 $[M-H-C_6H_{10}O_4]^-$; 284.0326 $[M-H-C_6H_{11}O_4]^-$	阿福豆苷
39	25.22	$C_{15}H_{10}O_7$	302.0427	303.0398	301.0370		301.0370 $[M-H]^-$; 178.9985 $[M-H-C_7H_6O_2]^-$; 151.0038 $[M-H-C_8H_8O_3]^-$	槲皮素
40	25.42	$C_{15}H_{12}O_5$	272.0685	273.0695	271.0615	273.0695 $[M+H]^+$; 153.0146 $[M+H-C_8H_8O]^+$; 147.0402 $[M+H-C_6H_6O_3]^+$	271.0615 $[M-H]^-$; 151.0029 $[M-H-C_8H_8O]^-$; 119.0496 $[M-H-C_7H_4O_4]^-$	柚皮素

续上表

序号	保留时间 (min)	分子式	分子量	[M+H]⁺	[M-H]⁻	正模式下二级碎片	负模式下二级碎片	化合物
41	25.96	$C_{15}H_{10}O_6$	286.0477	287.0455	285.0426	287.0455 $[M+H]^+$; 153.0144 $[M+H-C_8H_6O_2]^+$;	285.0426 $[M-H]^-$; 133.0290 $[M-H-C_8H_8O_3]^-$	木犀草素
42	27.19	$C_{15}H_{10}O_6$	286.0477	287.0441	285.0435	287.0441 $[M+H]^+$; 165.0135 $[M+H-C_7H_6O_2]^+$; 153.0141 $[M+H-C_8H_6O_2]^+$		山奈酚
43	38.17	$C_{30}H_{48}O_3$	456.3603	457.3628	455.3558		455.3558 $[M-H]^-$	熊果酸

第三节　化合物结构分析

一、氨基酸类成分

氨基酸是同时含有酸性羧基（COOH）和碱性氨基（NH₃）的一类有机化合物。在进行二级质谱扫描时，通常会出现丢失 NH_3 和 CO_2 等，产生相应的子离子峰。

化合物 1：负模式下准分子离子峰 [M－H]⁻ 为 m/z 173.1047（$C_6H_{13}N_4O_2$），保留时间为 2.16 min，对其进行子离子分析（图 2－2），m/z 131.0825 [M－H－42]⁻，丢失碎片离子 42 Da（CH_2N_2）。根据化合物库比对、质谱碎片离子分析，推测该化合物为 L－精氨酸。

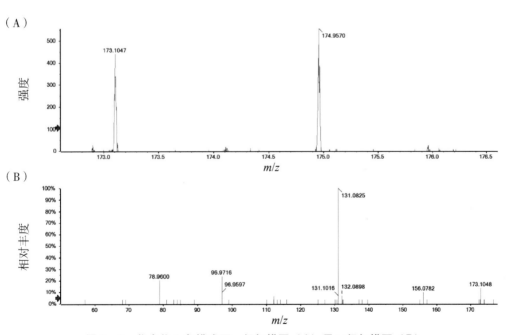

（A）

（B）

图 2－2　化合物 1 负模式下一级扫描图（A）及二级扫描图（B）

化合物 2：负模式下准分子离子峰 [M－H]⁻ 为 m/z 132.0304（$C_4H_6NO_4$），保留时间为 2.22 min，对其进行子离子分析（图 2－3），m/z 115.0029 [M－17]⁻、m/z 88.0401 [M－H－44]⁻，丢失碎片离子 17 Da（NH_3）和 44 Da（CO_2）。根据化合物库比对、质谱碎片离子分析，推测该化合物为天冬氨酸。

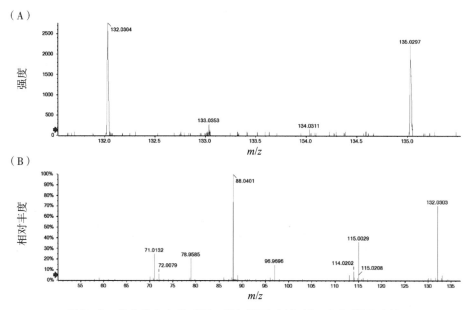

图 2-3　化合物 2 负模式下一级扫描图（A）及二级扫描图（B）

化合物 10：负模式下准分子离子峰［M－H］⁻为 m/z 164.0728（$C_9H_{10}NO_2$），保留时间为 7.89 min，对其进行子离子分析（图 2-4），m/z 147.0436［M－H－17］⁻、m/z 120.9410［M－H－43］、m/z 103.0667［M－H－44－17］⁻，丢失碎片离子 44 Da（CO_2）、43 Da（CONH）和 17 Da（NH_3）。根据对照品及化合物库比对、质谱碎片离子分析，确证该化合物为苯丙氨酸。

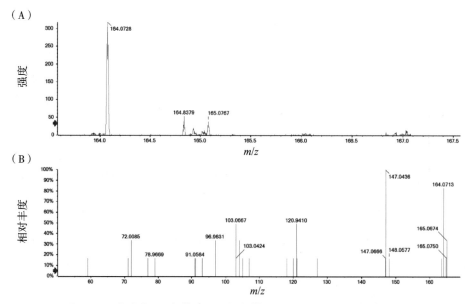

图 2-4　化合物 10 负模式下一级扫描图（A）及二级扫描图（B）

化合物13：负模式下准分子离子峰［M－H］⁻为 m/z 203.0840（$C_{11}H_{11}N_2O_2$），保留时间为12.19 min，对其进行子离子分析（图2-5），m/z 159.0954［M－H－44］⁻、m/z 142.0062［M－H－44－17］⁻、m/z 116.0505［M－H－44－43］⁻、m/z 74.0253［M－H－129］⁻，丢失碎片离子 44 Da（CO_2）、17 Da（NH_3）、43 Da（C_2H_5N）和 129 Da（C_9H_7N）。根据化合物库比对、质谱碎片离子分析，推测该化合物为色氨酸。

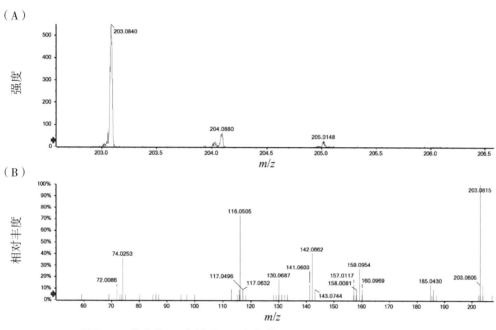

图2-5　化合物13负模式下一级扫描图（A）及二级扫描图（B）

二、有机酸及其酯类

有机酸分子结构中含有酸性羧基（COOH），因此在二级质谱中通常会出现 HCOOH、CO_2 和 H_2O 等丢失，产生碎片子离子峰。酯类化合物由于羧基形成了酯键（COOR），故在二级质谱图会出现酯键断裂和丢失 H_2O、CO_2 和 CO 等现象，产生子离子峰。

化合物5：负模式下准分子离子峰［M－H］⁻为 m/z 133.0149（$C_4H_5O_5$），保留时间为2.63 min，对其进行子离子分析（图2-6），m/z 115.0037［M－H－18］⁻、m/z 72.9934［M－H－60］⁻、m/z 71.0142［M－H－18－44］⁻，丢失碎片离子 18 Da（H_2O）、60 Da（CH_3COOH）和 44 Da（CO_2）。根据对照品及化合物库比对、质谱碎片离子分析，确证该化合物为苹果酸。

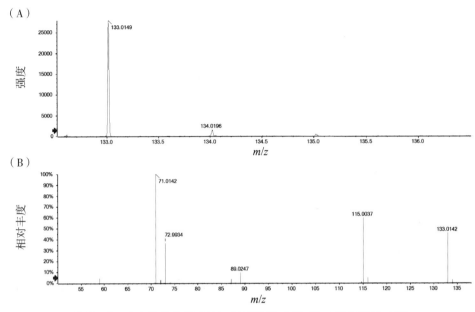

图 2-6 化合物 5 负模式下一级扫描图（A）及二级扫描图（B）

化合物 6：正模式下准分子离子峰 [M + H]$^+$ 为 m/z 130.0801（C$_6$H$_{12}$NO$_2$），保留时间为 2.63 min，对其进行子离子分析（图 2-7），m/z 84.0784 [M + H − 46]$^+$、m/z 56.0480 [M + H − 46 − 28]$^+$，丢失碎片离子 46 Da（HCOOH）和 28 Da（C$_2$H$_4$）。根据对照品及化合物库比对、质谱碎片离子分析，确证该化合物为六氢吡啶羧酸。

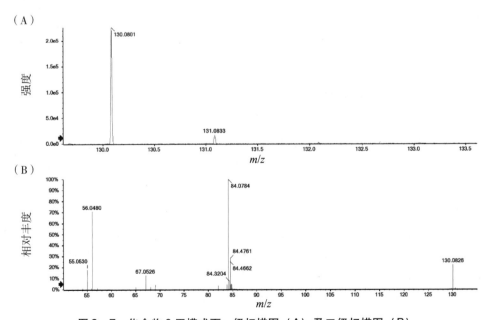

图 2-7 化合物 6 正模式下一级扫描图（A）及二级扫描图（B）

化合物7：负模式下准分子离子峰［M－H］⁻为 m/z 191.0208（$C_6H_7O_7$），保留时间为2.81 min，对其进行子离子分析（图2－8），m/z 111.0088 ［M－H－44－18－18］⁻、m/z 87.0088 ［M－H－44－60］⁻、m/z 85.0298 ［M－H－44－18－44］⁻，丢失碎片离子44 Da（CO_2）、18 Da（H_2O）和60 Da（CH_3COOH）。根据对照品及化合物库比对、质谱碎片离子分析，确证该化合物为柠檬酸。

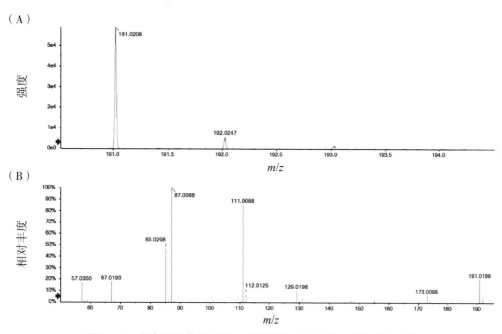

图2－8　化合物7负模式下一级扫描图（A）及二级扫描图（B）

化合物8：负模式下准分子离子峰［M－H］⁻为 m/z 117.0192（$C_4H_5O_4$），保留时间为4.17 min，对其进行子离子分析（图2－9），m/z 73.0286 ［M－H－44］⁻，丢失碎片离子44 Da（CO_2），根据化合物库比对、质谱碎片离子分析，推测该化合物为丁二酸。

化合物9：正模式下准分子离子峰［M＋H］⁺为 m/z 171.0223（$C_7H_7O_5$），保留时间为5.56 min，对其进行子离子分析（图2－10），m/z 153.0153 ［M＋H－18］⁺、m/z 127.0364 ［M＋H－44］⁺、m/z 125.0209 ［M＋H－46］⁺、m/z 109.0261 ［M＋H－18－44］⁺、m/z 107.0105 ［M＋H－18－46］⁺、m/z 81.0322 ［M＋H－44－18－28］⁺，丢失碎片离子18 Da（H_2O）、44 Da（CO_2）、46 Da（HCOOH）和28 Da（CO）。根据对照品及化合物库比对、质谱碎片离子分析，确证该化合物为没食子酸。

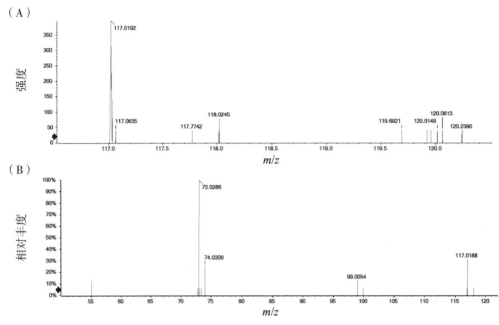

图2-9 化合物8负模式下一级扫描图（A）及二级扫描图（B）

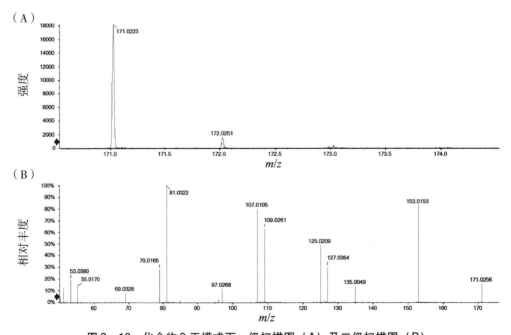

图2-10 化合物9正模式下一级扫描图（A）及二级扫描图（B）

化合物12：正模式下准分子离子峰［M＋H］$^+$为 m/z 155.0281（$C_7H_7O_4$），保留时间为10.39 min，对其进行子离子分析（图2－11），m/z 137.0201［M＋H－18］$^+$、m/z 81.0320［M＋H－46－28］$^+$，丢失碎片离子18 Da（H_2O）、46 Da（HCOOH）和28 Da（CO）。根据化合物库比对、质谱碎片离子分析，推测该化合物为原儿茶酸。

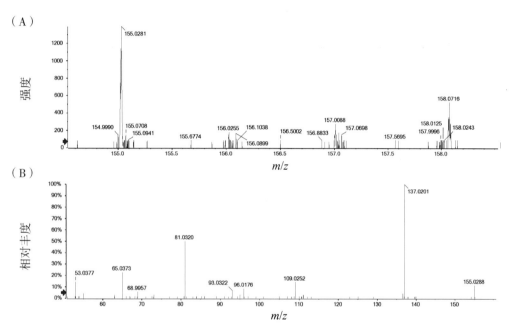

图2－11　化合物12正模式下一级扫描图（A）及二级扫描图（B）

化合物14：负模式下准分子离子峰［M－H］$^-$ m/z 353.0903（$C_{16}H_{17}O_9$），保留时间为12.35 min，对其进行子离子分析（图2－12），m/z 191.0560［M－H－162］$^-$、m/z 179.0349［M－H－174］$^-$、m/z 135.0450［M－H－174－44］$^-$，丢失碎片离子162 Da（$C_9H_6O_3$）、174 Da（$C_7H_{10}O_5$）和44 Da（CO_2）。根据化合物库比对、质谱碎片离子分析，推测该化合物为新绿原酸。

化合物15：负模式下准分子离子峰［M－H］$^-$为 m/z 153.0194（$C_7H_5O_4$），保留时间为13.47 min，对其进行子离子分析（图2－13），m/z 109.0275［M－H－44］$^-$、m/z 108.0218［M－H－45］$^-$，丢失碎片离子44 Da（CO_2）和45 Da（COOH）。根据化合物库比对、质谱碎片离子分析，推测该化合物为龙胆酸。

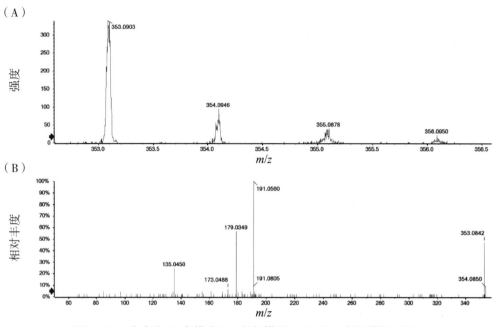

（A）

（B）

图2-12　化合物14负模式下一级扫描图（A）及二级扫描图（B）

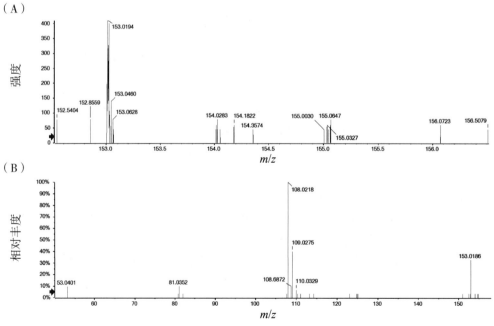

（A）

（B）

图2-13　化合物15负模式下一级扫描图（A）及二级扫描图（B）

化合物18：正模式下准分子离子峰 [M+H]⁺ 为 m/z 185.0376（$C_8H_9O_5$），保留时间为14.27 min，对其进行子离子分析（图2-14），m/z 153.0142 [M+H-32]⁺、m/z 126.0279 [M+H-15-44]⁺、m/z 107.0104 [M+H-32-46]⁺，丢失碎片离子32 Da（CH_3OH）、15 Da（CH_3）、44 Da（CO_2）和46 Da（HCOOH）。根据对照品比对、质谱碎片离子分析，确证该化合物为没食子酸甲酯。

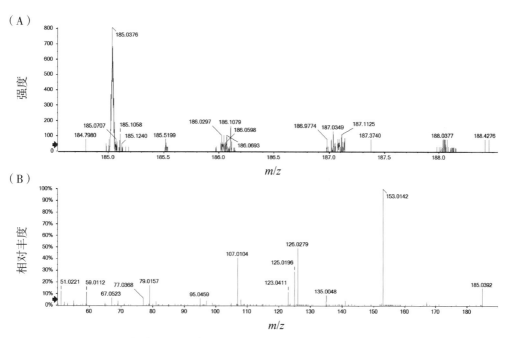

图2-14 化合物18正模式下的一级扫描图（A）和二级扫描图（B）

化合物20：负模式下准分子离子峰 [M-H]⁻ 为 m/z 353.0878（$C_{16}H_{17}O_9$），保留时间为15.44 min，对其进行子离子分析（图2-15），m/z 191.0556 [M-H-162]⁻，丢失碎片离子162 Da（$C_9H_6O_3$）。根据化合物库比对、质谱碎片离子分析，推测该化合物为绿原酸。

化合物21：负模式下准分子离子峰 [M-H]⁻ 为 m/z 153.0195（$C_7H_5O_4$），保留时间为15.95 min，对其进行子离子分析（图2-16），m/z 135.0079 [M-H-18]⁻、m/z 109.0286 [M-H-44]⁻，丢失碎片离子18 Da（H_2O）和44 Da（CO_2）。根据化合物库比对、质谱碎片离子分析，推测该化合物为2,6-二羟基苯甲酸。

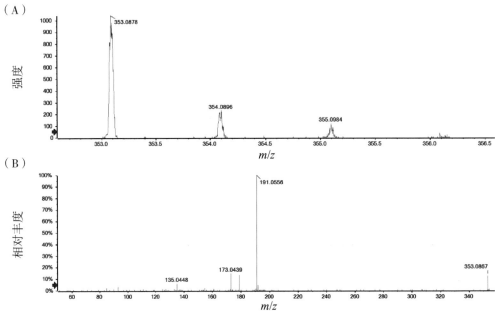

图 2-15 化合物 20 负模式下一级扫描图 (A) 及二级扫描图 (B)

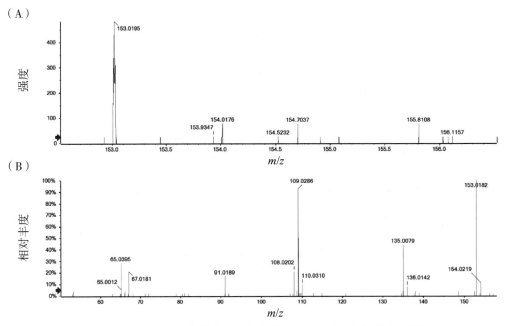

图 2-16 化合物 21 负模式下一级扫描图 (A) 及二级扫描图 (B)

化合物 22：正模式下准分子离子峰 [M+H]$^+$ 为 m/z 169.0426（$C_8H_9O_4$），保留时间为 16.06 min，对其进行子离子分析（图 2-17），m/z 151.0341 [M+H-18]$^+$、m/z 93.0310 [M+H-32-44]$^+$、m/z 65.0368 [M+H-32-44-28]$^+$，丢失碎片离子 18 Da（H_2O）、32 Da（CH_3OH）、44 Da（CO_2）和 28 Da（CO）。根据化合物库比对、质谱碎片离子分析，推测该化合物为香草酸。

（A）

（B）

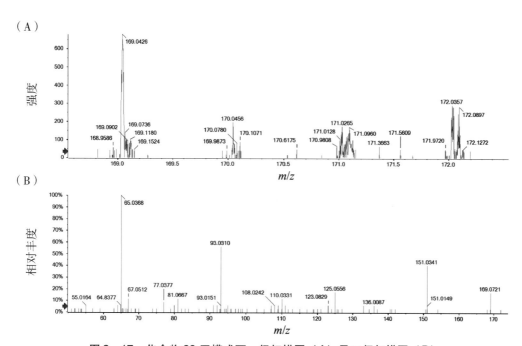

图 2-17　化合物 22 正模式下一级扫描图（A）及二级扫描图（B）

化合物 25：负模式下准分子离子峰 [M+H]$^+$ 为 m/z 153.0484（$C_8H_9O_3$），保留时间为 16.83 min，对其进行子离子分析（图 2-18），m/z 107.0477 [M+H-46]$^+$、m/z 81.0664 [M+H-44-28]$^+$、m/z 79.0500 [M+H-46-28]$^+$，丢失碎片离子 46 Da（HCOOH）、44 Da（CO_2）和 28 Da（CO）。根据对照品及化合物库比对、质谱碎片离子分析，推测该化合物为杏仁酸。

化合物 26：正模式下准分子离子峰 [M+H]$^+$ 为 m/z 199.0519（$C_9H_{11}O_5$），保留时间为 18.35 min，对其进行子离子分析（图 2-19），m/z 171.0249 [M+H-28]$^+$、m/z 153.0143 [M+H-46]$^+$、m/z 127.0357 [M+H-28-44]$^+$、m/z 125.0193 [M+H-28-46]$^+$、m/z 109.0260 [M+H-28-44-18]$^+$、m/z 107.0102 [M+H-28-46-18]$^+$、m/z 81.0317 [M+H-28-44-18-28]$^+$，丢失碎片离子 28 Da（C_2H_4）、46 Da（C_2H_5OH）、44 Da（CO_2）、46 Da（HCOOH）、18 Da（H_2O）和 28 Da（CO）。根据对照品比对、质谱碎片离子分析，确证该化合物为没食子酸乙酯。

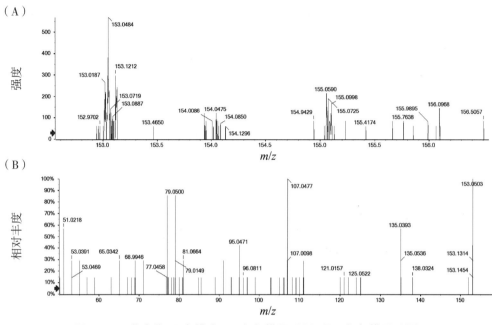

图 2-18 化合物 25 负模式下一级扫描图 (A) 及二级扫描图 (B)

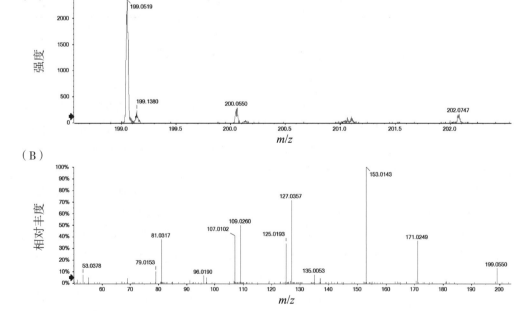

图 2-19 化合物 26 正模式下的一级扫描图 (A) 和二级扫描图 (B)

化合物 32：正模式下准分子离子峰 $[M+H]^+$ 为 m/z 303.0048（$C_{14}H_7O_8$），保留时间为 22.11 min，对其进行子离子分析（图 2-20），m/z 284.9966 $[M+H-18]^+$、m/z 275.0126 $[M+H-28]^+$、m/z 257.0018 $[M+H-28-18]^+$，丢失碎片离子 18 Da（H_2O）和 28 Da（CO）。根据对照品及化合物库比对、质谱碎片离子分析，确证该化合物为鞣花酸。

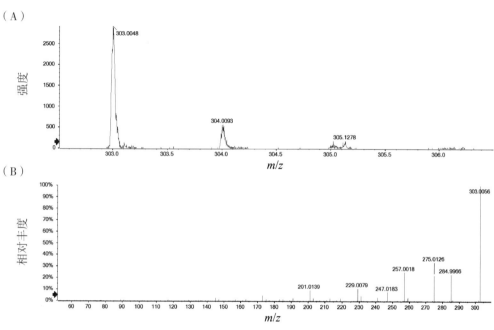

图 2-20　化合物 32 正模式下一级扫描图（A）及二级扫描图（B）

三、儿茶素类

儿茶素类是由二氢黄酮醇脱去羰基形成的黄烷醇类化合物，多以非酯型和酯型 2 种形式存在。在二级质谱中，儿茶素类成分易发生酯键断裂和 RDA 裂解，产生相应的碎片离子。

化合物 11：负模式准分子离子峰 $[M-H]^-$ 为 m/z 305.0691（$C_{15}H_{13}O_7$），保留时间为 10.08 min，对其进行子离子分析（图 2-21），m/z 219.0670 $[M-H-86]^-$、m/z 179.0359 $[M-H-126]^-$、m/z 165.0203 $[M-H-140]^-$、m/z 139.0407 $[M-H-166]^-$、m/z 137.0251 $[M-H-168]^-$、m/z 125.0252 $[M-H-180]^-$，丢失碎片离子 86 Da（$C_4H_6O_2$）、126 Da（$C_6H_6O_3$）、140 Da（$C_7H_8O_3$）、166 Da（$C_8H_6O_4$）、168 Da（$C_8H_8O_4$）和 180 Da（$C_9H_8O_4$）。根据对照品比对、质谱碎片离子分析，确证该化合物为没食子儿茶素。

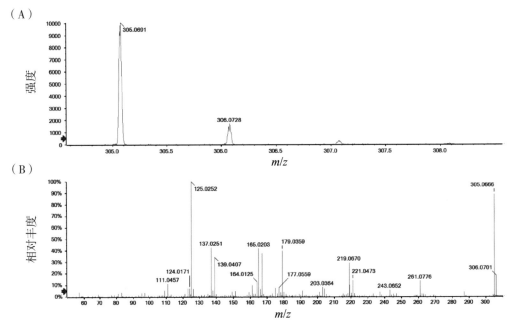

图 2 - 21 化合物 11 负模式下一级扫描图（A）及二级扫描图（B）

化合物 16：负模式准分子离子峰 [M − H]⁻ 为 m/z 305.0691（$C_{15}H_{13}O_7$），保留时间为 13.80 min，对其进行子离子分析（图 2 - 22），m/z 219.0675 [M − H − 86]⁻、m/z 179.0362 [M − H − 126]⁻、m/z 165.0201 [M − H − 140]⁻、m/z 139.0409 [M − H − 166]⁻、m/z 137.0253 [M − H − 168]⁻、m/z 125.0254 [M − H − 180]⁻，丢失碎片离子 86 Da（$C_4H_6O_2$）、126 Da（$C_6H_6O_3$）、140 Da（$C_7H_8O_3$）、166 Da（$C_8H_6O_4$）、168 Da（$C_8H_8O_4$）和 180 Da（$C_9H_8O_4$）。根据对照品比对、质谱碎片离子分析，确证该化合物为表没食子儿茶素。

化合物 17：负模式下准分子离子峰 [M − H]⁻ 为 m/z 289.0716（$C_{15}H_{13}O_6$），保留时间为 14.03 min，对其进行子离子分析（图 2 - 23），m/z 245.0821 [M − H − 44]⁻、m/z 205.0510 [M − H − 84]⁻、m/z 203.0715 [M − H − 86]⁻、m/z 179.0346 [M − H − 110]⁻、m/z 151.0397 [M − H − 138]⁻、m/z 137.0242 [M − H − 152]⁻、m/z 125.0232 [M − H − 164]⁻、m/z 109.0292 [M − H − 180]⁻，丢失碎片离子 44 Da（C_2H_4O）、84 Da（$C_4H_4O_2$）、86 Da（$C_4H_6O_2$）、110 Da（$C_6H_6O_2$）、138 Da（$C_7H_6O_3$）、152 Da（$C_8H_8O_3$）、164 Da（$C_9H_8O_3$）和 180 Da（$C_9H_8O_4$）。根据化合物库比对、质谱碎片离子分析，推测该化合物为儿茶素。

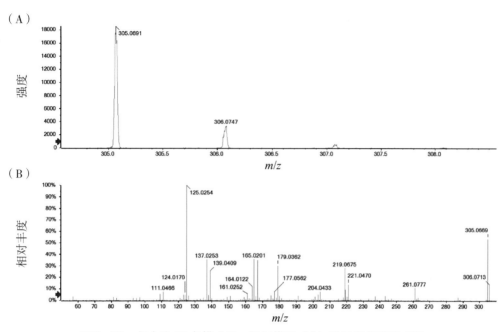

图2-22 化合物16负模式下一级扫描图（A）及二级扫描图（B）

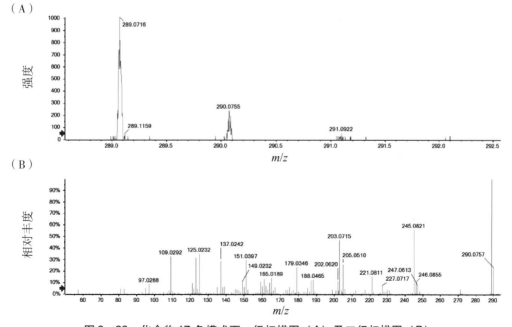

图2-23 化合物17负模式下一级扫描图（A）及二级扫描图（B）

化合物 23：负模式下准分子离子峰 ［M－H］⁻ 为 m/z 457.0820（$C_{22}H_{17}O_{11}$），保留时间为 16.39 min，对其进行子离子分析（图 2－24），m/z 305.0663 ［M－H－152］⁻、m/z 169.0144 ［M－H－288］⁻、m/z 137.0244 ［M－H－320］⁻、m/z 125.0238 ［M－H－288－44］⁻，丢失碎片离子 152 Da（$C_7H_4O_4$）、288 Da（$C_{15}H_{12}O_6$）、320 Da（$C_{15}H_{12}O_8$）和 44 Da（CO_2）。根据对照品及化合物库比对、质谱碎片离子分析，确证该化合物为表没食子儿茶素没食子酸酯。

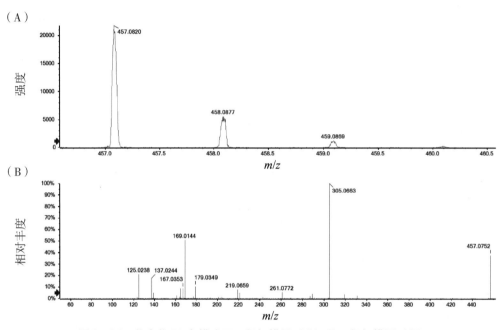

图 2－24　化合物 23 负模式下一级扫描图（A）及二级扫描图（B）

化合物 24：负模式下准分子离子峰 ［M－H］⁻ 为 m/z 289.0726（$C_{15}H_{13}O_6$），保留时间为 16.53 min，对其进行子离子分析（图 2－25），m/z 245.0830 ［M－H－44］⁻、m/z 205.0518 ［M－H－84］⁻、m/z 203.0719 ［M－H－86］⁻、m/z 179.0354 ［M－H－110］⁻、m/z 151.0402 ［M－H－138］⁻、m/z 137.0247 ［M－H－152］⁻、m/z 125.0241 ［M－H－164］⁻、m/z 109.0298 ［M－H－180］⁻，丢失碎片离子 44 Da（C_2H_4O）、84 Da（$C_4H_4O_2$）、86 Da（$C_4H_6O_2$）、110 Da（$C_6H_6O_2$）、138 Da（$C_7H_6O_3$）、152 Da（$C_8H_8O_3$）、164 Da（$C_9H_8O_3$）和 180 Da（$C_9H_8O_4$）。根据对照品及化合物库比对、质谱碎片离子分析，确证该化合物为表儿茶素。

化合物 27：正模式下准分子离子峰 ［M＋H］⁺ 为 m/z 443.0848（$C_{22}H_{19}O_{10}$），保留时间为 19.41 min，对其进行子离子分析（图 2－26），m/z 291.0793 ［M＋H－152］⁺、m/z 165.0505 ［M＋H－278］⁺、m/z 153.0147 ［M＋H－290］⁺、m/z 139.0358 ［M＋H－170－134］⁺、m/z 123.0411 ［M＋H－152－168］⁺，丢失碎片离子 152 Da（$C_7H_4O_4$）、278 Da（$C_{14}H_{14}O_6$）、290 Da（$C_{15}H_{14}O_6$）、134 Da（$C_6H_6O_2$）

和 168 Da（$C_8H_8O_4$）。根据对照品及化合物库比对、质谱碎片离子分析，确证该化合物为表儿茶素没食子酸酯。

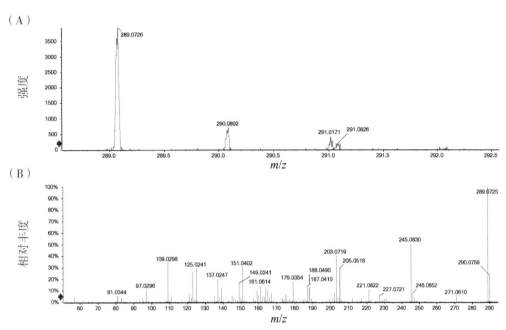

图 2-25 化合物 24 负模式下一级扫描图（A）及二级扫描图（B）

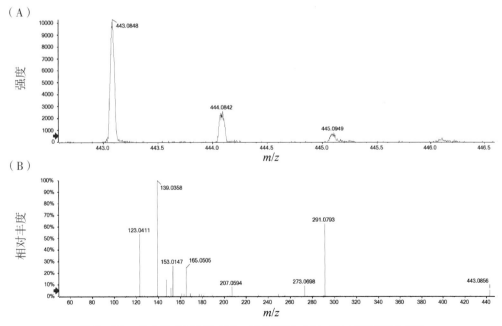

图 2-26 化合物 27 正模式下一级扫描图（A）及二级扫描图（B）

四、黄酮类化合物

黄酮类化合物泛指两个含酚羟基的苯环通过 3 个碳原子相互连接形成的一系列化合物。这些酚羟基可以形成甲氧基、酯键、糖苷键等多种取代基结构，还可以与中央三碳原子连结成环，因此在二级质谱图中通常会出现丢失取代基、脱去糖基及环状结构发生 RDA 裂解等，产生相应的碎片离子。

化合物 19：正模式下准分子离子峰 $[M+H]^+$ 为 m/z 579.1364（$C_{30}H_{27}O_{12}$），保留时间为 15.38 min，对其进行子离子分析（图 2-27），m/z 427.0919 $[M+H-152]^+$、m/z 409.0819 $[M+H-170]^+$、m/z 301.0640 $[M+H-170-108]^+$、m/z 291.0799 $[M+H-152-136]^+$、m/z 289.0640 $[M+H-290]^+$、m/z 247.0544 $[M+H-152-150]^+$、m/z 139.0359 $[M+H-290-150]^+$、m/z 127.0363 $[M+H-152-136-164]^+$，丢失碎片离子 152 Da（$C_8H_8O_3$）、170 Da（$C_8H_{10}O_4$）、108 Da（$C_6H_4O_2$）、136 Da（$C_8H_8O_2$）、290 Da（$C_{15}H_{14}O_6$）、150 Da（$C_8H_6O_3$）和 164 Da（$C_9H_8O_3$）。根据对照品及化合物库比对、质谱碎片离子分析，确证该化合物为原花青素 B2。

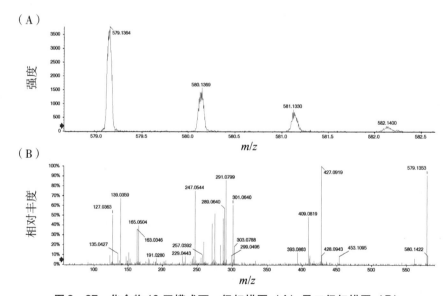

图 2-27 化合物 19 正模式下一级扫描图（A）及二级扫描图（B）

化合物 29：正模式下准分子离子峰 $[M+H]^+$ 为 m/z 305.0570（$C_{15}H_{13}O_7$），保留时间为 20.68 min，对其进行子离子分析（图 2-28），m/z 179.0294 $[M+H-126]^+$、m/z 153.0140 $[M+H-152]^+$、m/z 133.0245 $[M+H-126-28-18]^+$，丢失碎片离子 126 Da（$C_6H_6O_3$）、152 Da（$C_8H_8O_3$）、28 Da（CO）和 18 Da（H_2O）。根据化合物库比对、质谱碎片离子分析，推测该化合物为花旗松素。

（A）

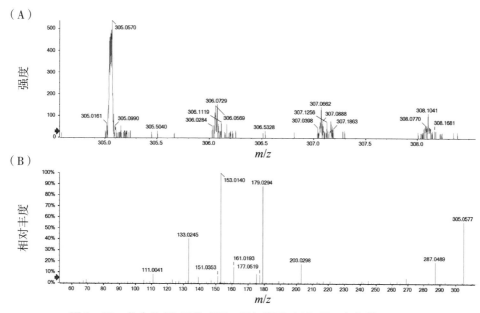

（B）

图 2 - 28　化合物 29 正模式下一级扫描图（A）及二级扫描图（B）

化合物30：负模式下准分子离子峰［M - H］$^-$为 m/z 463.0916（$C_{21}H_{19}O_{12}$），保留时间为 21.06 min，对其进行子离子分析（图 2 - 29），m/z 317.0297［M - H - 146］$^-$、m/z 316.0205［M - H - 147］$^-$，丢失碎片离子 146 Da（$C_6H_{10}O_4$）和 147 Da（$C_6H_{11}O_4$）。根据对照品及化合物库比对、质谱碎片离子分析，确证该化合物为杨梅苷。

（A）

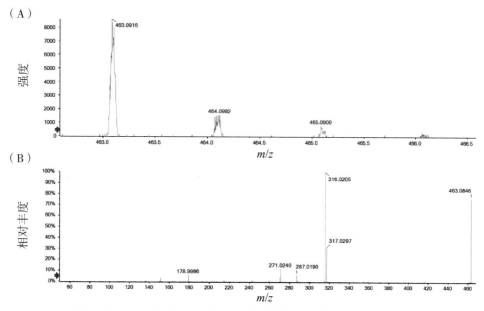

（B）

图 2 - 29　化合物 30 负模式下一级扫描图（A）及二级扫描图（B）

化合物 31：负模式下准分子离子峰 [M－H]⁻ 为 m/z 463.0926（$C_{21}H_{19}O_{12}$），保留时间为 21.56 min，对其进行子离子分析（图 2－30），m/z 301.0347 [M－H－162]⁻、m/z 300.0259 [M－H－163]⁻ 丢失碎片离子 162 Da（$C_6H_{10}O_5$）和 163 Da（$C_6H_{11}O_5$）。根据化合物库比对、质谱碎片离子分析，推测该化合物为金丝桃苷。

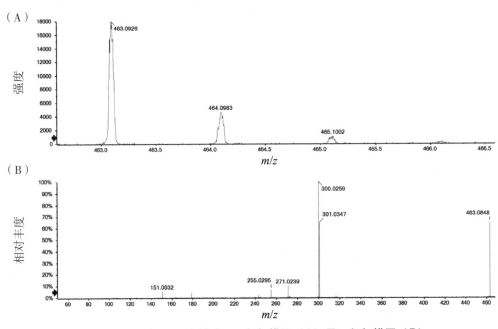

图 2－30　化合物 31 负模式下一级扫描图（A）及二级扫描图（B）

化合物 33：负模式下准分子离子峰 [M－H]⁻ 为 m/z 435.1331（$C_{21}H_{23}O_{10}$），保留时间为 22.25 min，对其进行子离子分析（图 2－31），m/z 273.0774 [M－H－162]⁻、m/z 167.0352 [M－H－162－106]⁻，丢失碎片离子 162 Da（$C_6H_{10}O_5$）和 106 Da（C_7H_6O）。根据对照品及化合物库比对、质谱碎片离子分析，确证该化合物为根皮苷。

化合物 35：负模式下准分子离子峰 [M－H]⁻ 为 m/z 317.0322（$C_{15}H_9O_8$），保留时间为 22.96 min，对其进行子离子分析（图 2－32），m/z 178.9989 [M－H－138]⁻、m/z 151.0041 [M－H－166]⁻、m/z 137.0244 [M－H－180]⁻，丢失碎片离子 138 Da（$C_7H_6O_3$）、166 Da（$C_8H_6O_4$）和 180 Da（$C_8H_4O_5$）。根据对照品及化合物库比对、质谱碎片离子分析，确证该化合物为杨梅素。

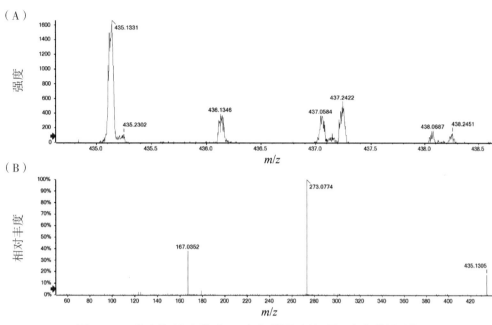

图2-31　化合物33负模式下一级扫描图（A）及二级扫描图（B）

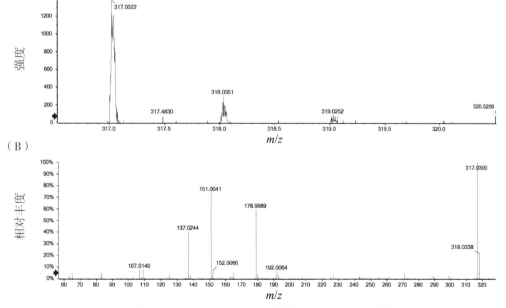

图2-32　化合物35负模式下一级扫描图（A）及二级扫描图（B）

化合物 36：负模式下准分子离子峰 [M－H]⁻ 为 m/z 447.0976（$C_{21}H_{19}O_{11}$），保留时间为 23.11 min，对其进行子离子分析（图 2－33），m/z 301.0351 [M－H－146]⁻，丢失碎片离子 146 Da（$C_6H_{10}O_4$）。根据对照品及化合物库比对、质谱碎片离子分析，确证该化合物为槲皮苷。

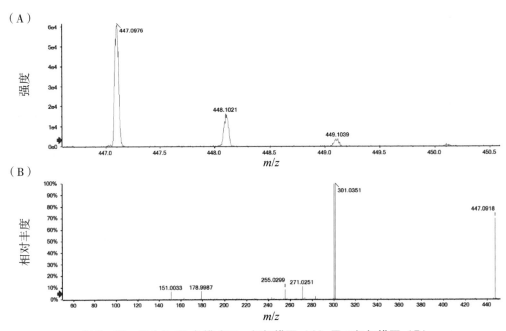

图 2－33 化合物 36 负模式下一级扫描图（A）及二级扫描图（B）

化合物 37：负模式下准分子离子峰 [M－H]⁻ 为 m/z 269.0466（$C_{15}H_9O_5$），保留时间为 23.71 min，对其进行子离子分析（图 2－34），m/z 133.0294 [M－H－136]⁻，丢失碎片离子 136 Da（$C_7H_4O_3$）。根据化合物库比对、质谱碎片离子分析，推测该化合物为染料木素。

化合物 38：负模式下准分子离子峰 [M－H]⁻ 为 m/z 431.1022（$C_{21}H_{19}O_{10}$），保留时间为 24.74 min，对其进行子离子分析（图 2－35），m/z 285.0407 [M－H－146]⁻、m/z 284.0326 [M－H－147]⁻，丢失碎片离子 146 Da（$C_6H_{10}O_4$）和 147 Da（$C_6H_{11}O_4$）。根据对照品及化合物库比对、质谱碎片离子分析，确证该化合物为阿福豆苷。

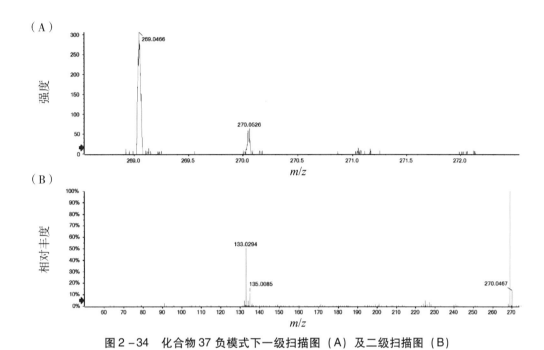

图 2 −34 化合物 37 负模式下一级扫描图（A）及二级扫描图（B）

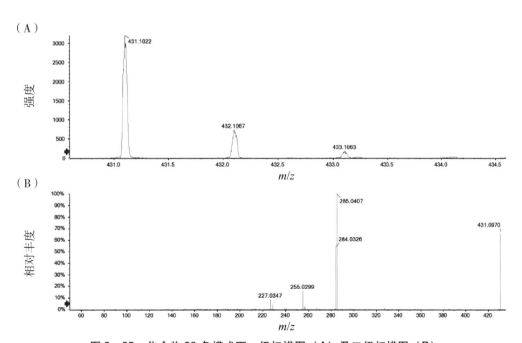

图 2 −35 化合物 38 负模式下一级扫描图（A）及二级扫描图（B）

化合物 39：负模式下准分子离子峰 [M－H]⁻为 m/z 301.0370（$C_{15}H_9O_7$），保留时间为 25.22 min，对其进行子离子分析（图 2－36），m/z 178.9985 [M－H－122]⁻、m/z 151.0038 [M－H－150]⁻，丢失碎片离子 122 Da（$C_7H_6O_2$）和 150 Da（$C_8H_6O_3$）。根据对照品及化合物库比对、质谱碎片离子分析，确证该化合物为槲皮素。

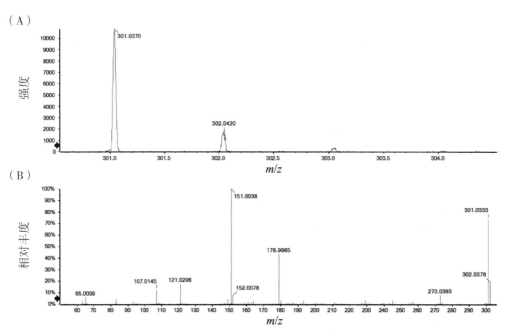

图 2－36　化合物 39 负模式下一级扫描图（A）及二级扫描图（B）

化合物 40：负模式下准分子离子峰 [M－H]⁻为 m/z 271.0615（$C_{15}H_{11}O_5$），保留时间为 25.42 min，对其进行子离子分析（图 2－37），m/z 151.0029 [M－H－120]⁻、m/z 119.0496 [M－H－152]⁻，丢失碎片离子 120 Da（C_8H_8O）和 152 Da（$C_7H_4O_4$）。根据化合物库比对、质谱碎片离子分析，推测该化合物为柚皮素。

化合物 41：负模式下准分子离子峰 [M－H]⁻为 m/z 285.0426（$C_{15}H_9O_6$），保留时间为 25.96 min，对其进行子离子分析（图 2－38），m/z 133.0290 [M－H－152]⁻，丢失碎片离子 152 Da（$C_8H_8O_3$）。根据对照品及化合物库比对、质谱碎片离子分析，确证该化合物为木犀草素。

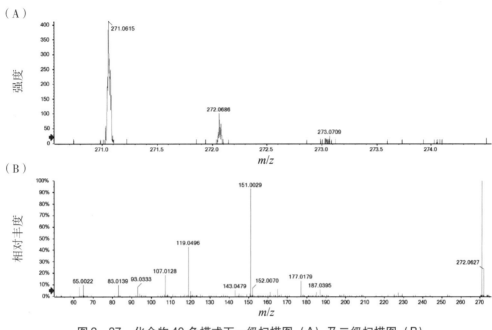

图 2-37 化合物 40 负模式下一级扫描图（A）及二级扫描图（B）

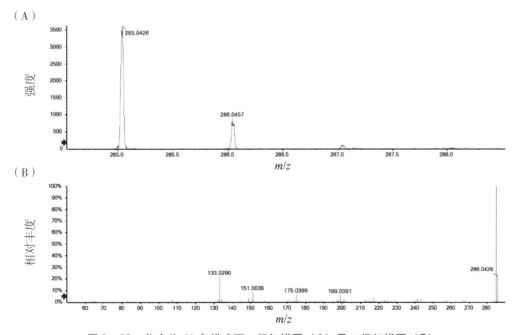

图 2-38 化合物 41 负模式下一级扫描图（A）及二级扫描图（B）

化合物 42：正模式下准分子离子峰 [M + H]$^+$ 为 m/z 287.0441（$C_{15}H_{11}O_6$），保留时间为 27.19 min，对其进行子离子分析（图 2 - 39），m/z 165.0135 [M + H - 122]$^+$、m/z 153.0141 [M + H - 134]$^+$，丢失碎片离子 122 Da（$C_7H_6O_2$）和 134 Da（$C_8H_6O_2$）。根据化合物库比对、质谱碎片离子分析，推测该化合物为山奈酚。

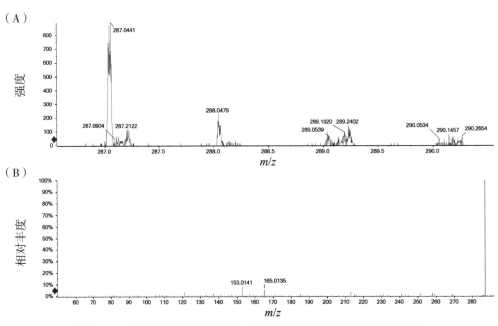

图 2 - 39 化合物 42 正模式下一级扫描图（A）及二级扫描图（B）

五、其他

化合物 3：负模式下准分子离子峰 [M - H]$^-$ 为 m/z 179.0571（$C_6H_{11}O_6$），保留时间为 2.28 min，对其进行子离子分析（图 2 - 40），m/z 89.0247 [M - H - 18 - 18 - 18 - 18 - 18]$^-$、m/z 71.0142 [M - H - 18 - 18 - 18 - 18 - 18 - 18]$^-$、m/z 59.0141 [M - H - 18 - 18 - 18 - 18 - 18 - 30]$^-$，丢失碎片离子 18 Da（H_2O）和 30 Da（CH_2O）。根据对照品及化合物库比对、质谱碎片离子分析，确证该化合物为 D - 无水葡萄糖。

化合物 4：正模式下准分子离子峰 [M + H]$^+$ 为 m/z 138.0489（$C_7H_8NO_2$），保留时间为 2.35 min，对其进行子离子分析（图 2 - 41），m/z 94.0627 [M + H - 44]$^+$、m/z 92.0473 [M + H - 46]$^+$、m/z 78.0324 [M + H - 44 - 16]$^+$、m/z 65.0373 [M + H - 44 - 29]$^+$，丢失碎片离子 44 Da（CO_2）、46 Da（HCOOH）、16 Da（CH_4）和 29 Da（CH_2NH）。根据对照品及化合物库比对、质谱碎片离子分析，确证该化合物为葫芦巴碱。

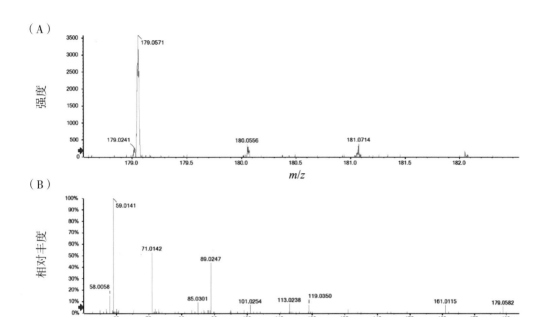

图2-40 化合物3负模式下一级扫描图（A）及二级扫描图（B）

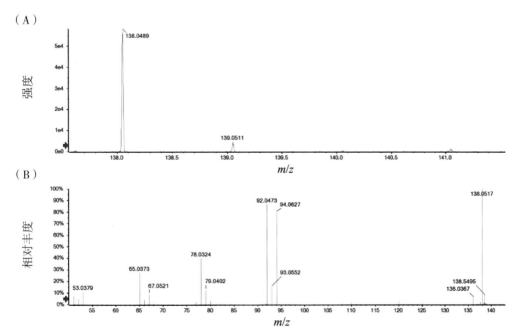

图2-41 化合物4正模式下一级扫描图（A）及二级扫描图（B）

化合物 28：负模式下准分子离子峰 [M － H]⁻ 为 m/z 519.1926（$C_{26}H_{31}O_{11}$），保留时间为 20.63 min，对其进行子离子分析（图 2 －42），m/z 357.1337 [M － H － 162]⁻，丢失碎片离子 162 Da（$C_9H_6O_3$）。根据化合物库比对、质谱碎片离子分析，推测该化合物为松脂醇 － 4 － O － β － D － 吡喃葡萄糖苷。

（A）

（B）

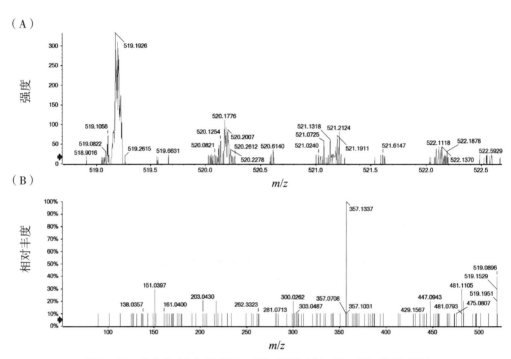

图 2 －42　化合物 28 负模式下一级扫描图（A）及二级扫描图（B）

化合物 34：负模式下准分子离子峰 [M － H]⁻ 为 m/z 525.3089（$C_{27}H_{43}O_7$ · HCOOH），保留时间为 22.65 min，对其进行子离子分析（图 2 － 43），m/z 479.3001 [M － H － 46]⁻，丢失碎片离子 46 Da（HCOOH）。根据对照品及化合物库比对、质谱碎片离子分析，确证该化合物为 β － 蜕皮甾酮。

化合物 43：负模式下准分子离子峰 [M － H]⁻ 为 m/z 455.3558（$C_{30}H_{47}O_3$），保留时间为 38.17 min，对其进行子离子分析（图 2 －44），质谱裂解几乎不产生碎片离子。根据化合物库比对、质谱碎片离子分析，推测该化合物为熊果酸。

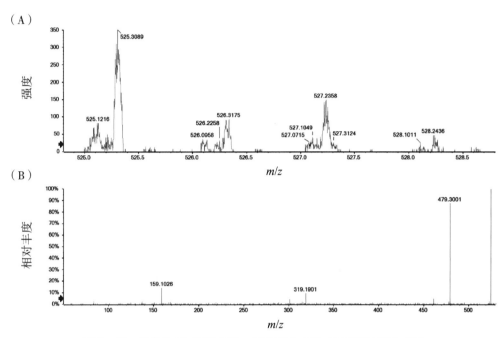

图 2-43 化合物 34 负模式下一级扫描图（A）及二级扫描图（B）

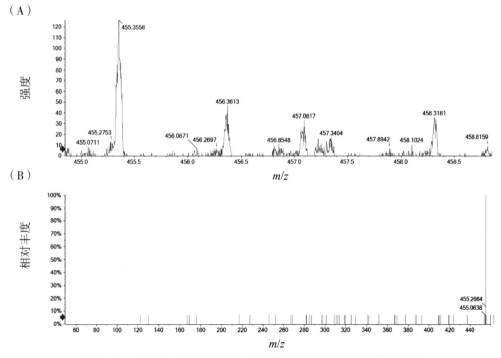

图 2-44 化合物 43 负模式下一级扫描图（A）及二级扫描图（B）

第四节 本 章 小 结

UFLC-Q-TOF-MS/MS 技术具有分辨率高和灵敏度好的特点，不仅能够保证实验结果精确，还能提供丰富的多级质谱裂解碎片信息，精确预测化合物分子式。通过该技术分析猴耳环的化学物质基础，总结了猴耳环中所含化合物的质谱行为规律，能有效解决待测物中含量较低、不易分离的化合物定性分析困难的问题。

本章采用 UFLC-Q-TOF-MS/MS 技术，对猴耳环中的化学成分进行了全面分析，阐明了其化学物质基础。通过与对照品对照，确证了 24 个化合物；通过准确分子量和碎片裂解方式，指证了 19 个化合物；共计 43 个化学成分。包括氨基酸、有机酸及其酯、儿茶素和黄酮等。本研究为阐明猴耳环的药效物质基础提供了理论依据和实验支撑。

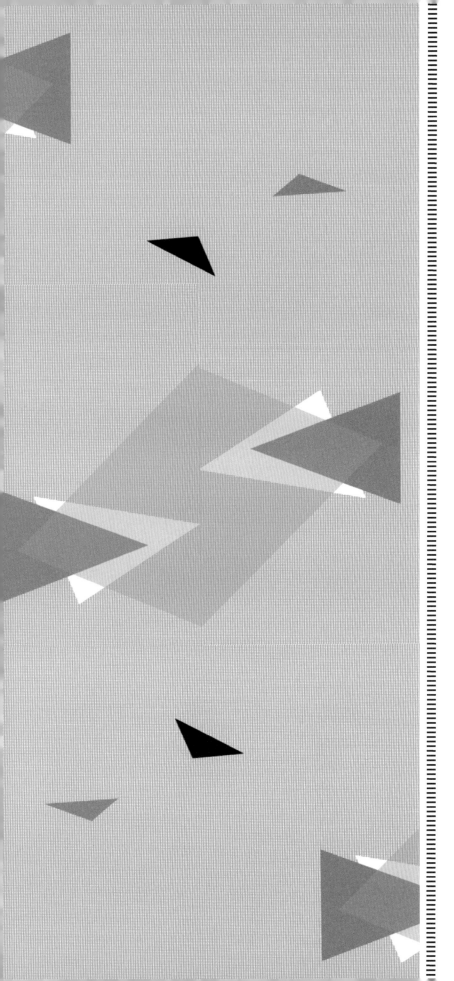

第三章　猴耳环体外抑菌活性研究

第一节　概　　述

在抗生素被发现和应用之前，中药也曾担负起治疗感染性疾病的重任。多种中药对细菌有一定的抑菌活性。临床使用中发现中药对细菌感染引起的疾病有显著的治疗作用。

研究中药猴耳环提取物对临床常见的耐药菌的抑菌活性，对阐明猴耳环的抗菌谱和作用特点至关重要。不同耐药菌临床分离菌株个体差异性较大、耐药特点不一致，因此我们考察猴耳环对多株临床样本来源的菌株的抑菌活性，通过大样本量的考察结果综合评价猴耳环的抑菌能力。本章围绕猴耳环抗多种耐药菌的活性展开研究，以动物来源的金黄色葡萄球菌以及临床分离的产 ESBLs 大肠杆菌、产 ESBLs 肺炎克雷伯菌和耐药结核分枝杆菌为模型菌株，以符合美国临床和实验室标准协会（Clinical and Laboratory Stands Institute，CLSI）标准的体外肉汤微量稀释法作为研究方法，测定猴耳环对不同细菌的最低抑菌浓度，评价猴耳环的体外抑菌活性，确定猴耳环有效作用剂量，为后续猴耳环对抗生素的增效作用研究提供依据。

第二节　猴耳环抗金黄色葡萄球菌体外抑菌活性研究

【实验材料】

（一）试剂

Mueller-Hinton 培养基（英国 OXOID LTD.）、青霉素标准品（大连美仑生物公司）、红霉素标准品（大连美仑生物公司）。

（二）仪器

十万分之一电子分析天平（BP211D，德国 Satorius 公司）；高压高温灭菌锅（GR 60DA）；超声波震荡清洗器（KQ-250DE，昆山超声仪器有限公司）；移液枪

（法国 Gilson）；麦氏比浊仪（VITEK 2 DensiCHEK Plus, 27208 densitometer densichek kit 220）；麦氏比浊管（法国 Mérieux 公司）；细菌恒温培养箱（HPX-9162MBE 电热恒温培养箱，常州诺基仪器有限公司）；无菌 96 孔板（JET BIOFIL）；90 mm 哥伦比亚血琼脂培养基（43041COLUMBIA 5% SHEEP BL，法国 Mérieux 公司）。

（三）实验菌株

本实验所用的动物来源金黄色葡萄球菌由广东省兽药饲料质量检验所提供，共 40 株，编号 S1 – S40。所有菌株耐药性、耐药程度由本团队与中山大学附属第一医院临床检验科微生物检验室共同进行耐药性检测确认。

【实验方法】

（一）细菌的复苏与传代

细菌复苏：将接种环高温灭菌，待其冷却后挑取冻存收集的菌株，以平板划线的形式涂布于血琼脂培养基平板上，倒置平放于细菌培养箱，37 ℃培养 24 h 后，形成可见菌落。

细菌传代：将接种环高温灭菌，待其冷却后从血琼脂培养基中挑取单菌落，以平板划线的形式涂于新的血琼脂培养基平板上，37 ℃培养 24 h 形成可见菌落，待用。

（二）猴耳环及抗生素对金黄色葡萄球菌体外抑菌实验

参照 CLSI 规定的肉汤微量稀释法设计体外抗金黄色葡萄球菌实验。将猴耳环、青霉素和红霉素用培养基进行倍比稀释，获得一系列药物浓度后分别加入无菌 96 孔板中各孔。以等体积生理盐水为空白对照组。实验组与对照组均每孔 50 μL。挑取对数生长期的细菌加入生理盐水震荡混匀后调麦氏比浊至 0.5 后用培养基稀释 100 倍，分别加入无菌 96 孔板各孔，每孔 50 μL，最终接种量约为 1.0×10^6 CFU/mL。每孔溶液总体积为 100 μL，混匀。将 96 孔板放于恒温培养箱中 37 ℃培养 20 h，观察各孔培养液的浑浊程度及孔中的沉淀情况，澄清孔所对应的药物浓度即为药物最低抑菌浓度（MIC）。

【实验结果】

（一）青霉素、红霉素对 40 株金黄色葡萄球菌的抑菌活性结果

MIC 作为抗菌药物最基本的实验室评价指标，是评价药物抗菌活性强度的一个

重要指标，MIC 值越低表明药物对细菌的抑菌活性越强。青霉素、红霉素对 40 株金黄色葡萄球菌的抑菌活性结果分别如表 3 - 1、表 3 - 2 所示。

如表 3 - 1 所示，青霉素对 40 株动物来源金黄色葡萄球菌的 $MIC_{90} = 1$ μg/mL，$MIC_{50} = 0.5$ μg/mL。细菌耐药性分析指南规定：青霉素抗金黄色葡萄球菌的 $MIC \geqslant$ 0.25 μg/mL，认为细菌对青霉素耐药。本次实验中所选用的 40 株细菌中，共有 26 株菌对青霉素耐药，对青霉素的耐药率为 65%。

表 3 - 1　青霉素对金黄色葡萄球菌的体外抑菌试验结果

细菌编号	MIC（μg/mL）	细菌编号	MIC（μg/mL）	细菌编号	MIC（μg/mL）	细菌编号	MIC（μg/mL）
S1	4	S11	1	S21	0.03	S31	0.03
S2	>8	S12	1	S22	0.03	S32	0.03
S3	2	S13	0.125	S23	1	S33	0.03
S4	0.03	S14	4	S24	1	S34	0.5
S5	0.5	S15	0.5	S25	0.03	S35	0.03
S6	0.125	S16	0.25	S26	0.03	S36	1
S7	0.25	S17	8	S27	>8	S37	0.25
S8	0.25	S18	0.5	S28	0.03	S38	1
S9	1	S19	0.5	S29	0.25	S39	1
S10	0.5	S20	4	S30	0.03	S40	0.125

表 3 - 2　红霉素对金黄色葡萄球菌的体外抑菌试验结果

细菌编号	MIC（μg/mL）	细菌编号	MIC（μg/mL）	细菌编号	MIC（μg/mL）	细菌编号	MIC（μg/mL）
S1	2	S11	1	S21	1	S31	0.5
S2	0.5	S12	1	S22	0.5	S32	0.5
S3	2	S13	1	S23	2	S33	1
S4	1	S14	>32	S24	1	S34	2
S5	2	S15	1	S25	1	S35	0.0625
S6	1	S16	1	S26	0.5	S36	8
S7	1	S17	>32	S27	>32	S37	1
S8	2	S18	1	S28	1	S38	8
S9	>32	S19	1	S29	1	S39	1
S10	1	S20	2	S30	0.5	S40	1

如表 3 - 2 所示，红霉素对 40 株金黄色葡萄球菌 $MIC_{90} > 32$ μg/mL，$MIC_{50} = 1$ μg/mL，细菌耐药性分析指南规定：红霉素抗金黄色葡萄球菌的 $MIC \geq 8$ μg/mL，认为细菌对红霉素耐药。本次实验中所选用的 40 株细菌中，共有 6 株菌对红霉素耐药，对红霉素的耐药率达 15%。

（二）猴耳环对 40 株动物来源金黄色葡萄球菌的抑菌活性结果

如表 3 - 3 所示，猴耳环对 40 株动物来源金黄色葡萄球菌的 $MIC_{90} = 200$ μg/mL，$MIC_{50} = 200$ μg/mL。猴耳环对青霉素耐药菌株的 MIC 与对青霉素敏感菌株的 MIC 无显著性差异；猴耳环对红霉素耐药菌株的 MIC 与对红霉素敏感菌株的 MIC 无显著性差异。

表 3 - 3　猴耳环对金黄色葡萄球菌的体外抑菌试验结果

细菌编号	MIC（μg/mL）	细菌编号	MIC（μg/mL）	细菌编号	MIC（μg/mL）	细菌编号	MIC（μg/mL）
S1	200	S11	200	S21	200	S31	200
S2	100	S12	200	S22	100	S32	200
S3	200	S13	200	S23	200	S33	200
S4	200	S14	200	S24	200	S34	400
S5	100	S15	200	S25	200	S35	200
S6	200	S16	200	S26	200	S36	100
S7	200	S17	200	S27	200	S37	100
S8	200	S18	200	S28	400	S38	200
S9	200	S19	200	S29	200	S39	400
S10	100	S20	50	S30	200	S40	100

本次所选用的细菌来源于广东境内牛奶厂乳腺炎奶牛乳房部位，经青霉素和红霉素药敏试验发现 40 株细菌对青霉素耐药率为 65%，对红霉素耐药率为 15%，提示青霉素和红霉素作为常用治疗动物疾病的兽用抗生素，抑菌活性逐渐降低。

猴耳环对动物来源的金黄色葡萄球菌具有一定的抑菌活性。比较猴耳环对青霉素、红霉素敏感菌株和耐药菌株的抑菌活性差异，结果表明猴耳环对敏感菌株和耐药菌株的最低抑菌浓度无统计学差异，提示猴耳环对敏感菌株和耐药菌株的抑菌活性相同。

金黄色葡萄球菌对青霉素的耐药机制主要有两个方面：产青霉素水解酶[102]和PBP 结合蛋白的结构变异，降低青霉素亲和力[103]；金黄色葡萄球菌对红霉素耐药的机制主要是细菌 50S DNA 结构变异使红霉素失效[104]和细菌药物外排泵的外排作用[105]。而上述耐药机制不影响猴耳环的抑菌活性。

通过对本次实验结果的统计分析，发现猴耳环对动物来源及临床分离的金黄色葡萄球菌的 *MIC* 无显著性差异，提示猴耳环对临床分离和动物来源的金黄色葡萄球菌抑菌活性相同。

第三节　猴耳环抗产 ESBLs 大肠杆菌和肺炎克雷伯菌体外抑菌活性研究

【实验材料】

（一）试剂

Mueller-Hinton 培养基（英国 OXOID LTD.）、阿米卡星标准品（大连美仑生物公司）、左氧氟沙星标准品（大连美仑生物公司）、复方新诺明标准品（大连美仑生物公司）。

（二）仪器

十万分之一电子分析天平（BP211D，德国 Satorius 公司）；高压高温灭菌锅（GR 60DA）；超声波震荡清洗器（KQ-250DE、昆山超声仪器有限公司）；移液枪（法国 Gilson）；麦氏比浊仪（VITEK 2 DensiCHEK Plus，27208 densitometer densichek kit 220）；麦氏比浊管（法国 Mérieux 公司）；细菌恒温培养箱（HPX-9162MBE 电热恒温培养箱，常州诺基仪器有限公司）；无菌 96 孔板（JET BIOFIL）；90 mm 哥伦比亚血琼脂培养基（43041COLUMBIA 5% SHEEP BL，法国 Mérieux 公司）。

（三）实验菌株

本实验所用的产 ESBLs 大肠杆菌（编号 E1～E20）和产 ESBLs 肺炎克雷伯菌（编号 K1～K20）临床分离菌株各 20 株，均由中山大学附属第一医院临床检验科微生物检验室临床收集提供，并进行耐药性检测确认所有菌株的耐药性。

【实验方法】

（一）细菌的复苏与传代

细菌复苏：将接种环高温灭菌，待其冷却后挑取冻存收集的菌株，以平板划线的形式涂布于血琼脂培养基平板上，倒置平放于细菌培养箱，37 ℃培养 24 h 后，形成可见菌落。

细菌传代：将接种环高温灭菌，待其冷却后从血琼脂培养基中挑取单菌落，以平板划线的形式涂于新的血琼脂培养基平板上，37 ℃培养 24 h 形成菌落，待用。

（二）猴耳环及抗生素对产 ESBLs 大肠杆菌和肺炎克雷伯菌体外抑菌实验

参照 CLSI 规定标准的肉汤微量稀释法设计体外抗菌实验。将猴耳环和不同抗生素用培养基进行倍比稀释，获得一系列药物浓度后分别加入无菌 96 孔板中各孔。以等体积生理盐水为空白对照组。实验组与对照组均每孔 50 μL。挑取对数生长期的细菌加入生理盐水震荡混匀后调麦氏比浊至 0.5 后用培养基稀释 100 倍，分别加入无菌 96 孔板各孔，每孔 50 μL，最终接种量约为 1.0×10^6 CFU/mL。每孔溶液总体积为 100 μL，混匀。将 96 孔板放于恒温培养箱中 37 ℃培养 20 h，观察检测各孔培养液的浑浊程度及孔中的沉淀情况，澄清孔所对应的药物浓度即为药物最低抑菌浓度（MIC）。

完成 MIC 测定后，在上述 MIC 测定实验中的 96 孔板中取 50 μL 含系列浓度（$1 \times MIC$、$2 \times MIC$ 及 $4 \times MIC$ 浓度）的混合溶液，均匀涂布于血琼脂培养基平板，37 ℃培养 24 h 后对平板上形成的单菌落进行细菌计数，菌落数少于 10 所对应的最低药物浓度即为最低杀菌浓度（minimum bactericidal concentration，MBC）。

【实验结果】

（一）猴耳环和两种抗生素抗产 ESBLs 大肠杆菌试验结果

如表 3-4 和表 3-5 所示，猴耳环对 20 株产 ESBLs 大肠杆菌的 MIC_{50} 为 800 μg/mL、MIC_{90} 为 800 μg/mL。阿米卡星和复方新诺明对 20 株产 ESBLs 大肠杆菌的 MIC_{90} 分别为 64 μg/mL 和 128 μg/mL。

表3-4 猴耳环和两种抗生素对大肠杆菌的体外抑菌试验结果

菌株编号	MIC（μg/mL）		
	猴耳环	阿米卡星	复方新诺明
E1	800	4	2432/128
E2	800	16	2432/128
E3	800	512	2432/128
E4	800	4	76/4
E5	800	16	2432/128
E6	1600	4	2432/128
E7	800	32	2432/128
E8	800	32	2432/128
E9	800	64	2432/128
E10	800	8	2432/128
E11	800	32	76/4
E12	800	32	2432/128
E13	400	4	2432/128
E14	800	8	2432/128
E15	800	8	2432/128
E16	800	16	2432/128
E17	800	8	2432/128
E18	800	128	2432/128
E19	800	64	152/8
E20	800	16	76/4
ATCC25922	800	4	9.5/0.5

表3-5 猴耳环和两种抗生素对大肠杆菌的 MIC 统计结果

药 品	MIC（μg/mL）		
	范围	MIC_{50}	MIC_{90}
猴耳环	400～1600	800	800
阿米卡星	4～512	16	64
复方新诺明	76/4～2432/128	2432/128	2432/128

如表3-6所示，猴耳环对20株产 ESBLs 大肠杆菌的 $MBC_{90} = 1600$ μg/mL，$MBC_{50} = 1600$ μg/mL。

表3-6　猴耳环对大肠杆菌的体外杀菌试验结果

菌株编号	MBC（μg/mL）	菌株编号	MBC（μg/mL）
E1	1600	E11	1600
E2	1600	E12	1600
E3	1600	E13	>1600
E4	1600	E14	1600
E5	1600	E15	1600
E6	>1600	E16	1600
E7	1600	E17	1600
E8	1600	E18	1600
E9	1600	E19	1600
E10	1600	E20	1600

（二）猴耳环和两种抗生素抗产 ESBLs 肺炎克雷伯菌试验结果

如表 3-7 和表 3-8 所示，猴耳环对 20 株产 ESBL 肺炎克雷伯菌的 MIC_{50} 为 800 μg/mL、MIC_{90} 为 1600 μg/mL。阿米卡星和左氧氟沙星对 20 株产 ESBLs 肺炎克雷伯菌的 MIC_{90} 分别为 32 μg/mL 和 64 μg/mL。

表3-7　猴耳环和两种抗生素对肺炎克雷伯菌的体外抑菌试验结果

菌株编号	MIC（μg/mL）		
	猴耳环	阿米卡星	左氧氟沙星
K1	1600	64	16
K2	800	16	16
K3	800	16	64
K4	800	8	32
K5	1600	32	16
K6	1600	32	32
K7	400	32	32
K8	800	16	16
K9	1600	32	32
K10	1600	16	16
K11	1600	32	32
K12	1600	16	64

续上表

菌株编号	MIC（μg/mL）		
	猴耳环	阿米卡星	左氧氟沙星
K13	800	16	16
K14	800	16	16
K15	400	16	16
K16	800	16	16
K17	1600	32	16
K18	1600	16	64
K19	800	16	64
K20	800	16	16

表 3-8　猴耳环和两种抗生素对肺炎克雷伯菌的 MIC 统计结果

药 品	MIC（μg/mL）		
	范围	MIC_{50}	MIC_{90}
猴耳环	400 ~ 1600	800	1600
阿米卡星	8 ~ 64	16	32
左氧氟沙星	16 ~ 64	16	64

　　如表 3-9 所示，猴耳环对 20 株产 ESBLs 肺炎克雷伯菌的 MBC_{90} 和 MBC_{50} 均大于 1600 μg/mL。

表 3-9　猴耳环对肺炎克雷伯菌的体外杀菌试验结果

菌株编号	MBC（μg/mL）	菌株编号	MBC（μg/mL）
K1	>1600	K11	>1600
K2	>1600	K12	>1600
K3	>1600	K13	>1600
K4	>1600	K14	>1600
K5	>1600	K15	>1600
K6	>1600	K16	>1600
K7	>1600	K17	>1600
K8	>1600	K18	>1600
K9	>1600	K19	>1600
K10	>1600	K20	>1600

本实验所选用的产 ESBLs 大肠杆菌和产 ESBLs 肺炎克雷伯菌均由中山大学附属第一医院检验科从临床患者样本中收集保存。体外药敏实验结果显示,两种细菌对复方新诺明、阿米卡星和左氧氟沙星的耐药率达到 100%,提示上述 3 种抗生素对产 ESBLs 的大肠杆菌和产 ESBLs 肺炎克雷伯菌的抑菌活性很弱。因此,已经不能选择复方新诺明、阿米卡星和左氧氟沙星治疗产 ESBLs 大肠杆菌与肺炎克雷伯菌所致感染性疾病。

猴耳环对产 ESBLs 大肠杆菌和产 ESBLs 肺炎克雷伯菌有一定的抑菌活性,猴耳环对上述两种细菌的 *MIC* 值高于猴耳环对金黄色葡萄球菌的 *MIC* 值,提示猴耳环对金黄色葡萄球菌的抑菌活性强于对产 ESBLs 大肠杆菌和肺炎克雷伯菌的抑菌活性。

猴耳环对产 ESBLs 大肠杆菌和肺炎克雷伯菌的 *MIC* 是复方新诺明、阿米卡星和左氧氟沙星对这两种细菌的 100 倍,提示猴耳环对产 ESBLs 的大肠杆菌和肺炎克雷伯菌的抑菌活性远弱于复方新诺明、阿米卡星和左氧氟沙星。猴耳环单用的抑菌活性不如抗生素单用。因此,后续研究应重点考察和评价猴耳环与抗生素联用对抗生素的增效作用。

第四节　猴耳环抗结核分枝杆菌体外抑菌活性研究

【实验材料】

(一) 试剂

刃天青 (沃凯公司)、MTT (美国 Sigma 公司)、Formazan 缓冲液 (美国 Sigma 公司)、利福平、异烟肼、吡嗪酰胺、链霉素、左氧氟沙星 (广州市第八人民医院检验科微生物室提供)、7H9 培养基、OADC 增菌液 (美国 BD DIFCO 公司)、改良罗氏培养基 (上海抚生实验有限公司)、胰酪蛋白胨 (OXOID 公司)。

(二) 仪器

十万分之一电子分析天平 (BP211D, 德国 Satorius 公司); 高压高温灭菌锅 (GR 60DA); 超声波震荡清洗器 (KQ-250DE, 昆山超声仪器有限公司); 移液枪 (法国 Gilson); 麦氏比浊仪 (VITEK 2 DensiCHEK Plus, 27208 densitometer densichek kit 220); 麦氏比浊管 (法国 Mérieux 公司); 细菌恒温培养箱 (HPX-

9162MBE 电热恒温培养箱，常州诺基仪器有限公司），无菌 96 孔板（JET BIOFIL）。

（三）实验菌株

实验所用的临床来源产结核分枝杆菌临床分离菌株 10 株，编号 T1～T10，均由广州市第八人民医院临床检验科微生物检验室临床收集提供，由本团队与广州市第八医院检验科微生物室共同进行耐药性检测确认所有菌株的耐药性。

【实验方法】

（一）细菌的复苏与传代

接种环高温灭菌后挑取冻存收集的菌株，涂布于改良罗氏培养基上，放入细菌培养箱，37 ℃培养 2～3 w 后待可见菌落生长后，挑取对数期细菌的单菌落，涂于新的改良罗氏培养基上继续 37 ℃培养 2～3 w，待用。

（二）猴耳环及抗生素对结核分枝杆菌体外抑菌实验

利用刃天青显色法测定猴耳环和抗生素体外抗结核分枝杆菌活性。将猴耳环和抗生素用 7H9 培养基倍比稀释，获得一系列浓度，后分别加入无菌 96 孔板各孔，对照孔中不加入药液而加入生理盐水，每孔 100 μL。挑取细菌加入生理盐水震荡混匀后调麦氏比浊至 1，后用培养基稀释 20 倍，加入无菌 96 孔板各孔，每孔 50 μL，最终接种量为 1.0×10^6 CFU/mL[106]。混匀后 96 孔板封膜 37 ℃培养 7 d 后将空白对照孔中加入刃天青显色液 30 μL，继续培养 24 h 后若空白对照孔显示为粉红色，则将其余各孔加入 30 μL 刃天青显色液，培养 24 h 后观察，仍然显示蓝色的孔对应的最低浓度即为药物的 MIC 浓度。

【实验结果】

如表 3-10 所示，利福平对 10 株结核分枝杆菌的 MIC_{90} 为 512 μg/mL；异烟肼对 10 株结核分枝杆菌的 MIC_{90} 为 2 μg/mL；吡嗪酰胺对 10 株结核分枝杆菌的 MIC_{90} 为 128 μg/mL；链霉素对 10 株结核分枝杆菌的 MIC_{90} 为 64 μg/mL；左氧氟沙星对 10 株结核分枝杆菌的 MIC_{90} 为 4 μg/mL；猴耳环对 10 株结核分枝杆菌的 MIC_{90} 为 800 μg/mL。

本次选用的 10 株结核分枝杆菌对临床使用的 4 种抗结核一线抗生素以及一种二线抗生素左氧氟沙星均具有耐药性，提示临床菌株已开始对利福平、异烟肼、吡嗪酰胺、链霉素以及左氧氟沙星耐药。

猴耳环对结核分枝杆菌有一定的抑菌活性。研究猴耳环在抗结核分枝杆菌中的应用有一定的意义，可以进一步考察猴耳环联用对抗生素抗结核分支杆菌的增效作用。

表 3-10 猴耳环和 5 种抗生素对结核分枝杆菌的体外抑菌试验结果

菌　　株	利福平 （μg/mL）	异烟肼 （μg/mL）	吡嗪酰胺 （μg/mL）	链霉素 （μg/mL）	左氧氟沙星 （μg/mL）	猴耳环 （μg/mL）
T1	32	0.06	8	8	1	800
T2	32	0.06	8	4	1	400
T3	128	2	16	512	32	400
T4	8	2	8	8	1	400
T5	8	0.5	128	8	0.5	800
T6	32	4	256	16	1	800
T7	512	0.06	8	64	4	400
T8	2	0.06	2	8	1	800
T9	512	0.5	2	4	1	800
T10	32	0.06	2	2	1	800

第五节　本章小结

　　本章实验选择大肠杆菌、肺炎克雷伯菌、金黄色葡萄球菌及另外一种耐药非常严重的结核分枝杆菌 4 种细菌作为研究对象，研究猴耳环的体外抑菌活性。

　　结果表明，猴耳环对上述 4 种细菌有一定的抑菌活性。其中，猴耳环对金黄色葡萄球菌抑菌活性最强，接下来依次是结核分枝杆菌、大肠杆菌和肺炎克雷伯菌。体外抑菌实验研究结果表明猴耳环对多种临床发现率较高的细菌有抑菌活性，提示猴耳环有临床应用于抗菌治疗的潜力。

　　猴耳环对不同细菌的抑菌活性不同，可能与细菌的结构差异有关。本次研究所选用的 4 种细菌中，猴耳环对革兰氏阳性菌抑菌活性强于革兰氏阴性菌。革兰氏阳性菌细胞壁主要成分是肽聚糖；革兰氏阴性菌细胞壁主要成分为脂多糖。此外，结核分枝杆菌细胞壁的肽聚糖含量也高于大肠杆菌和肺炎克雷伯菌。猴耳环的抑菌活性与细菌细胞壁中肽聚糖的含量呈正相关，细菌细胞壁肽聚糖含量越高，猴耳环的抑菌活性越显著。

　　尽管猴耳环对多种细菌有一定的抑菌活性，但是猴耳环单用的抑菌活性远弱于抗生素。故下一章内容将通过猴耳环联用抗生素抗菌体外实验，考察猴耳环对抗生素抑菌活性的增效作用，评价猴耳环作为抗生素佐剂的潜力。

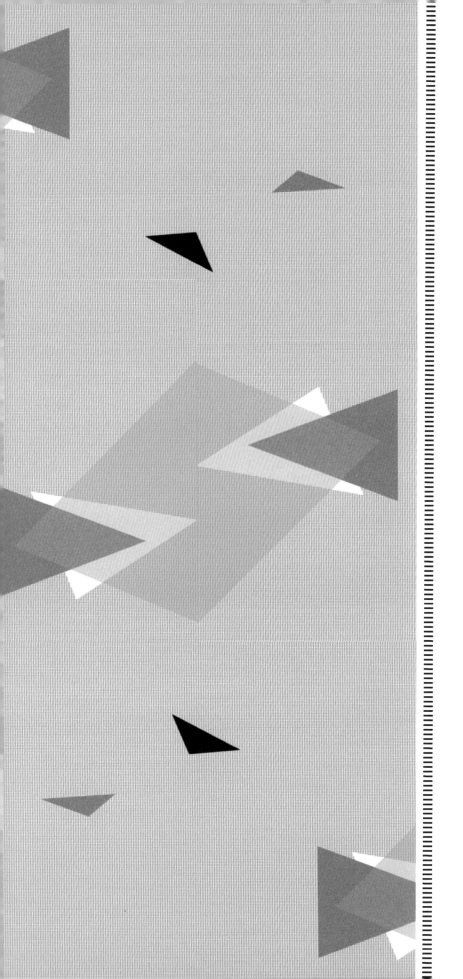

第四章　猴耳环联用抗生素体外抑菌活性研究

第一节　概　　述

现代研究证明了多种清热解毒中药具有一定的抑菌活性，但中药的 *MIC* 是抗生素的数十倍甚至百倍，且中药单用抗菌活性远远弱于抗生素。中医理论强调的"复方给药"的联合用药思想，符合抗生素佐剂联合用药的作用特点。

考察猴耳环对抗生素的增效作用，是本章研究的重点方向。研究猴耳环对临床常用抗生素的增效作用，是非常有意义的。本章内容包括评价猴耳环对在金黄色葡萄球菌、产 ESBLs 大肠杆菌、产 ESBLs 肺炎克雷伯菌和结核分枝杆菌防治中最常用的抗生素的增效作用；评价猴耳环的抗生素增效能力和有效增效剂量，为后续持续给药实验提供依据。

第二节　猴耳环联用抗生素抗金黄色葡萄球菌增效作用研究

奶牛急性乳腺炎是发生于奶牛乳腺组织的一种急性炎症。奶牛乳腺炎发病突然，症状表现为乳房红肿，乳区变硬，对压力、接触敏感性上升。乳腺炎导致奶牛产乳异常，影响正常产量，造成经济损失。

病原微生物感染是造成奶牛乳腺炎的主要原因。根据病原微生物的来源和传播方式可以分为传染性微生物和环境微生物两类。传染类微生物主要包括葡萄球菌，此类微生物可以在奶牛乳腺定植，并可在正常生产环节中传播；环境微生物主要包括大肠杆菌、链球菌和绿脓杆菌，这些微生物通常存在于牛体表皮肤和周围环境中，并不引起感染。在发生奶牛乳房受创等情况时，环境微生物能进入奶牛乳腺导致疾病的发生[107-108]。

大环内酯类和青霉素类抗生素是治疗奶牛乳腺炎的常用药物。大环内酯类等抗生素容易到达乳腺组织，一般采用口服红霉素进行给药；青霉素类抗生素一般进行局部给药治疗[109]。

第三章的研究表明，广东省内的奶牛乳腺炎来源的金黄色葡萄球菌对上述两种抗生素已产生耐药性，开发一种新的药物增强常用抗生素抑菌活性从而降低抗生素用量和避免细菌耐药性进一步增强迫在眉睫。本节着重考察猴耳环对青霉素和红霉素抗动物来源金黄色葡萄球菌的增效作用。

【实验材料】

（一）试剂

Mueller-Hinton 培养基（英国 OXOID LTD.）、青霉素标准品（大连美仑生物公司）、红霉素标准品（大连美仑生物公司）。

（二）仪器

十万分之一电子分析天平（BP211D，德国 Satorius 公司）；高压高温灭菌锅（GR 60DA）；超声波震荡清洗器（KQ-250DE，昆山超声仪器有限公司）；移液枪（法国 Gilson）；麦氏比浊仪（VITEK 2 DensiCHEK Plus，27208 densitometer densichek kit 220）；麦氏比浊管（法国 Mérieux 公司）；细菌恒温培养箱（HPX-9162MBE 电热恒温培养箱，常州诺基仪器有限公司）；无菌96孔板（JET BIOFIL）；90 mm 哥伦比亚血琼脂培养基（43041COLUMBIA 5% SHEEP BL，法国 Mérieux 公司）。

（三）实验菌株

本实验所用的动物来源金黄色葡萄球菌由广东省兽药饲料质量检验所提供，从广东境内牛奶厂奶牛乳房部位分离收集，共40株，编号S1～S40。所有菌株耐药性、耐药程度由本团队与中山大学附属第一医院临床检验科微生物检验室共同进行耐药性检测确认。

【实验方法】

（一）细菌的复苏与传代

细菌复苏：将接种环高温灭菌，待其冷却后挑取冻存收集的菌株，以平板划线的形式涂布于血琼脂培养基平板上，倒置平放于细菌培养箱，37 ℃培养24 h后，形成可见菌落。

细菌传代：将接种环高温灭菌，待其冷却后从血琼脂培养基中挑取单菌落，以平板划线的形式涂于新的血琼脂培养基上，37 ℃培养24 h形成菌落，待用。

（二）猴耳环联用抗生素对动物来源金黄色葡萄球菌体外抑菌实验

采用棋盘格肉汤微量稀释法设计猴耳环体外增强抗生素抗金黄色葡萄球菌实

验[110]。将猴耳环用培养基进行倍比稀释，获得一系列浓度后按次序分别加入无菌96 孔板各孔，每孔 25 μL；将青霉素和红霉素用培养基倍比稀释，获得一系列不同浓度的药液后按次序分别加入无菌 96 孔板各孔板与猴耳环混匀，每孔 25 μL，对照孔中加入生理盐水，每孔 50 μL。挑取细菌加入生理盐水震荡混匀后调麦氏比浊至0.5，后用培养基稀释 100 倍，加入无菌 96 孔板各孔，每孔 50 μL，最终接种量为1.0×10^6 CFU/mL。混匀后 37 ℃培养 20 h 后检测各孔浊度及孔中沉淀情况，澄清孔所对应的药物浓度即为药物 MIC。

实验以两药协同指数 FIC 来评价猴耳环与抗生素的联合抗菌作用，$FIC \leqslant 0.5$ 为协同作用，$0.5 < FIC \leqslant 2$ 为相加作用，$FIC > 2$ 为拮抗作用；同时，根据无菌生长孔的浓度变化趋势，确认猴耳环对抗生素增效能力最强的浓度配比[111]。

【实验结果】

（一）猴耳环对青霉素抑菌活性增效作用

1. 浓度为 25 μg/mL 的猴耳环对青霉素抑菌活性的增效作用

如表 4-1 所示，25 μg/mL 的猴耳环联用青霉素，使 40 株动物来源金黄色葡萄球菌中大部分菌株的 MIC 下降，如菌株 S1：猴耳环联用使青霉素的 MIC 由 4 μg/mL 下降至 0.5 μg/mL。25 μg/mL 的猴耳环联用青霉素不会使青霉素对 40 株动物来源金黄色葡萄球菌的 MIC_{90} 下降，其仍为 1 μg/mL。

表 4-1　猴耳环（25 μg/mL）联用青霉素抗金黄色葡萄球菌抑菌试验结果

细菌编号	MIC（μg/mL）	细菌编号	MIC（μg/mL）	细菌编号	MIC（μg/mL）	细菌编号	MIC（μg/mL）
S1	4～0.5	S11	0.125～0.125	S21	0.03～0.015	S31	0.03～0.015
S2	16～4	S12	1～0.5	S22	0.03～0.015	S32	0.03～0.015
S3	2～0.5	S13	0.125～0.125	S23	1～0.5	S33	0.03～0.015
S4	0.03～0.015	S14	4～1	S24	1～0.5	S34	0.5～0.5
S5	0.5～0.125	S15	0.5～0.5	S25	0.03～0.015	S35	0.03～0.015
S6	0.125～0.06	S16	0.25～0.125	S26	0.03～0.015	S36	1～0.5
S7	0.25～0.25	S17	8～1	S27	16～4	S37	0.25～0.06
S8	0.25～0.25	S18	0.5～0.5	S28	0.03～0.015	S38	1～0.5
S9	1～0.5	S19	0.5～0.5	S29	0.25～0.5	S39	1～0.5
S10	0.5～0.5	S20	4～1	S30	0.03～0.015	S40	0.125～0.125

注：A～B，A：药物单用时的 MIC；B：药物联用时的 MIC。

如表 4 - 2 所示，联用时 $FIC \geqslant 2$ 的有 0 株，表明猴耳环与青霉素联用无拮抗作用；$0.5 \leqslant FIC \leqslant 2$ 的有 30 株，表明猴耳环与青霉素联用为相加作用；$FIC \leqslant 0.5$ 的有 10 株，表明猴耳环与青霉素联用为协同作用。上述结果表明猴耳环与青霉素的联合用药作用方式为协同或相加作用。

表 4 - 2　猴耳环（25 μg/mL）联用青霉素抗金黄色葡萄球菌的 FIC 指数

细菌编号	FIC	细菌编号	FIC	细菌编号	FIC	细菌编号	FIC
S1	0.25	S11	0.25	S21	0.625	S31	0.625
S2	0.5	S12	0.625	S22	0.75	S32	0.625
S3	0.375	S13	1.125	S23	0.625	S33	0.625
S4	0.625	S14	0.375	S24	0.625	S34	1.0625
S5	0.5	S15	1.125	S25	0.625	S35	0.625
S6	0.605	S16	0.625	S26	0.625	S36	0.75
S7	1.125	S17	0.25	S27	0.375	S37	0.49
S8	1.125	S18	0.625	S28	0.5625	S38	0.625
S9	0.625	S19	1.125	S29	0.185	S39	0.5625
S10	1.25	S20	0.75	S30	0.625	S40	1.25

2. 浓度为 50 μg/mL 的猴耳环对青霉素抑菌活性的增效作用

如表 4 - 3 所示，50 μg/mL 的猴耳环联用青霉素，使 40 株动物来源金黄色葡萄球菌中部分菌株 MIC 进一步下降。如菌株 S2：随着猴耳环浓度的增加，青霉素的 MIC 进一步下降，降至 0.06 μg/mL。50 μg/mL 的猴耳环联用使青霉素对 40 株动物来源金黄色葡萄球菌的 MIC_{90} 下降至 0.5 μg/mL，较青霉素单用时下降 50%。

如表 4 - 4 所示，联用时 $FIC \geqslant 2$ 的有 0 株，表明猴耳环与青霉素无拮抗作用；$0.5 \leqslant FIC \leqslant 2$ 的有 26 株，表明猴耳环与青霉素联用有相加作用；$FIC \leqslant 0.5$ 的有 14 株表明猴耳环与青霉素联用有协同作用。

表 4 - 3　猴耳环（50 μg/mL）联用青霉素抗金黄色葡萄球菌抑菌试验结果

细菌编号	MIC（μg/mL）	细菌编号	MIC（μg/mL）	细菌编号	MIC（μg/mL）	细菌编号	MIC（μg/mL）
S1	4～0.5	S11	0.125～0.06	S21	0.03～0.015	S31	0.03～0.015
S2	16～0.06	S12	1～0.5	S22	0.03～0.015	S32	0.03～0.015
S3	2～0.5	S13	0.125～0.125	S23	1～0.25	S33	0.03～0.015

续上表

细菌编号	MIC （μg/mL）	细菌编号	MIC （μg/mL）	细菌编号	MIC （μg/mL）	细菌编号	MIC （μg/mL）
S4	0.03～0.015	S14	4～0.5	S24	1～0.5	S34	0.5～0.5
S5	0.5～0.06	S15	0.5～0.5	S25	0.03～0.015	S35	0.03～0.015
S6	0.125～0.015	S16	0.25～0.06	S26	0.03～0.015	S36	1～0.5
S7	0.25～0.25	S17	8～0.06	S27	16～0.5	S37	0.25～0.06
S8	0.25～0.125	S18	0.5～0.125	S28	0.03～0.015	S38	1～0.5
S9	1～0.5	S19	0.5～0.5	S29	0.25～0.015	S39	1～0.5
S10	0.5～0.25	S20	4～2	S30	0.03～0.015	S40	0.125～0.125

注：A～B，A：药物单用时的MIC；B：药物联用时的MIC。

表 4-4　猴耳环（50 μg/mL）联用青霉素抗金黄色葡萄球菌的FIC指数

细菌编号	FIC	细菌编号	FIC	细菌编号	FIC	细菌编号	FIC
S1	0.25	S11	0.185	S21	0.625	S31	0.625
S2	0.25375	S12	0.625	S22	0.75	S32	0.625
S3	0.375	S13	1.125	S23	0.375	S33	0.625
S4	0.625	S14	0.25	S24	0.625	S34	1.0625
S5	0.35	S15	1.125	S25	0.625	S35	0.625
S6	0.245	S16	0.365	S26	0.625	S36	0.75
S7	1.125	S17	0.1325	S27	0.15625	S37	0.49
S8	1.125	S18	0.375	S28	0.5625	S38	0.625
S9	0.625	S19	1.125	S29	0.185	S39	0.5625
S10	0.75	S20	1	S30	0.625	S40	1.25

3. 浓度为 100 μg/mL 的猴耳环对青霉素抑菌活性的增效作用

如表 4-5 所示，100 μg/mL 的猴耳环联用青霉素，能进一步增强青霉素抗金黄色葡萄球菌的抑菌活性，100 μg/mL 的猴耳环联用使青霉素对 40 株菌的MIC_{90}下降 99.4%，联用时青霉素的MIC_{90}为 0.06 μg/mL，低于 CLSI 规定的金黄色葡萄球菌对青霉素耐药浓度阈值（$MIC = 0.5$ μg/mL）。

表 4 - 5　猴耳环（100 μg/mL）联用青霉素抗金黄色葡萄球菌抑菌试验结果

细菌编号	MIC（μg/mL）	细菌编号	MIC（μg/mL）	细菌编号	MIC（μg/mL）	细菌编号	MIC（μg/mL）
S1	4 ～ 0.25	S11	0.125 ～ 0.06	S21	0.03 ～ 0.015	S31	0.03 ～ 0.015
S2	16 ～ 0.06	S12	1 ～ 0.06	S22	0.03 ～ 0.015	S32	0.03 ～ 0.015
S3	2 ～ 0.06	S13	0.125 ～ 0.015	S23	1 ～ 0.06	S33	0.03 ～ 0.015
S4	0.03 ～ 0.015	S14	4 ～ 0.06	S24	1 ～ 0.06	S34	0.5 ～ 0.06
S5	0.5 ～ 0.015	S15	0.5 ～ 0.5	S25	0.03 ～ 0.015	S35	0.03 ～ 0.015
S6	0.125 ～ 0.015	S16	0.25 ～ 0.06	S26	0.03 ～ 0.015	S36	1 ～ 0.06
S7	0.25 ～ 0.12	S17	8 ～ 0.06	S27	16 ～ 0.06	S37	0.25 ～ 0.015
S8	0.25 ～ 0.015	S18	0.5 ～ 0.06	S28	0.03 ～ 0.015	S38	1 ～ 0.06
S9	1 ～ 0.06	S19	0.5 ～ 0.06	S29	0.25 ～ 0.015	S39	1 ～ 0.06
S10	0.5 ～ 0.25	S20	4 ～ 0.06	S30	0.03 ～ 0.015	S40	0.125 ～ 0.015

注：A ～ B，A：药物单用时的 MIC；B：药物联用时的 MIC。

如表 4 - 6 所示，联用时 FIC≥2 的有 0 株，表明猴耳环与青霉素联用无拮抗作用；0.5≤FIC＜2 的有 38 株，表明猴耳环与青霉素联用为相加作用；FIC≤0.5 的有 2 株，表明猴耳环与青霉素联用为协同作用。

表 4 - 6　猴耳环（100 μg/mL）联用青霉素抗金黄色葡萄球菌的 FIC 指数

细菌编号	FIC	细菌编号	FIC	细菌编号	FIC	细菌编号	FIC
S1	0.5625	S11	0.98	S21	1	S31	1
S2	1.00375	S12	0.56	S22	1.5	S32	1
S3	0.53	S13	0.62	S23	0.56	S33	1
S4	1	S14	0.515	S24	0.56	S34	0.37
S5	1.03	S15	1.5	S25	1	S35	1
S6	0.62	S16	0.74	S26	1	S36	1.06
S7	0.98	S17	0.5075	S27	0.50375	S37	1.06
S8	0.56	S18	0.62	S28	0.75	S38	0.56
S9	0.56	S19	0.62	S29	0.56	S39	0.31
S10	1.5	S20	0.515	S30	1	S40	1.12

（二）猴耳环联用红霉素增效试验

1. 浓度为 25 μg/mL 的猴耳环对红霉素抑菌活性的增效作用

如表 4 - 7 所示，25 μg/mL 的猴耳环联用红霉素，使 40 株动物来源金黄色葡萄球菌中大部分菌株的 MIC 下降，如菌株 S1，25 μg/mL 的猴耳环联用红霉素使红霉素的 MIC 由 2 μg/mL 下降至 1 μg/mL。联用时红霉素从单用时的 $MIC_{90} > 32$ μg/mL 下降至 $MIC_{90} = 32$ μg/mL。

表 4 - 7　猴耳环（25 μg/mL）联用红霉素抗金黄色葡萄球菌抑菌试验结果

细菌编号	MIC（μg/mL）	细菌编号	MIC（μg/mL）	细菌编号	MIC（μg/mL）	细菌编号	MIC（μg/mL）
S1	2～1	S11	1～0.03	S21	1～0.03	S31	0.5～0.03
S2	0.5～0.03	S12	1～0.03	S22	0.5～0.03	S32	0.5～0.03
S3	2～1	S13	1～0.03	S23	2～0.5	S33	1～0.03
S4	1～0.03	S14	>32～32	S24	1～1	S34	2～0.03
S5	2～0.25	S15	1～0.25	S25	1～0.03	S35	0.06～0.03
S6	1～0.03	S16	1～0.03	S26	0.5～0.03	S36	8～1
S7	1～0.03	S17	>32～32	S27	>32～32	S37	1～0.03
S8	2～1	S18	1～0.03	S28	1～0.03	S38	8～1
S9	>32～8	S19	1～0.03	S29	1～0.03	S39	1～0.5
S10	1～0.03	S20	2～1	S30	0.5～0.03	S40	1～0.03

注：A～B，A：药物单用时的 MIC；B：药物联用时的 MIC。

如表 4 - 8 所示，联用时 $FIC \geqslant 2$ 的有 0 株，表明猴耳环与红霉素联用无拮抗作用；$0.5 \leqslant FIC \leqslant 2$ 的有 10 株，表明猴耳环与红霉素联用为相加作用；$FIC \leqslant 0.5$ 的有 30 株，表明猴耳环与红霉素联用为协同作用。

表 4 - 8　猴耳环（25 μg/mL）联用红霉素抗金黄色葡萄球菌的 FIC 指数

细菌编号	FIC	细菌编号	FIC	细菌编号	FIC	细菌编号	FIC
S1	0.625	S11	0.155	S21	0.155	S31	0.185
S2	0.31	S12	0.155	S22	0.31	S32	0.185
S3	0.625	S13	0.155	S23	0.375	S33	0.155
S4	0.155	S14	1.125	S24	1.125	S34	0.0775
S5	0.375	S15	0.375	S25	0.155	S35	0.605

续上表

细菌编号	FIC	细菌编号	FIC	细菌编号	FIC	细菌编号	FIC
S6	0.155	S16	0.155	S26	0.185	S36	0.375
S7	0.155	S17	1.125	S27	1.125	S37	0.28
S8	0.625	S18	0.155	S28	0.0925	S38	0.25
S9	0.25	S19	0.155	S29	0.155	S39	0.5625
S10	0.28	S20	1	S30	0.185	S40	0.28

2. 浓度为 50 μg/mL 的猴耳环对红霉素抑菌活性的增效作用

如表 4 – 9 所示，50 μg/mL 的猴耳环联用红霉素，使红霉素对 40 株动物来源金黄色葡萄球菌中大部分菌株的 MIC 进一步下降。如菌株 S9：MIC 进一步下降至 4 μg/mL。50 μg/mL 的猴耳环联用红霉素使红霉素对 40 株金黄色葡萄球菌的 MIC_{90} 下降约 97%，MIC_{90} 为 1 μg/mL。

表 4 –9　猴耳环（50 μg/mL）联用红霉素抗金黄色葡萄球菌抑菌试验结果

细菌编号	MIC（μg/mL）	细菌编号	MIC（μg/mL）	细菌编号	MIC（μg/mL）	细菌编号	MIC（μg/mL）
S1	2～1	S11	1～0.03	S21	1～0.03	S31	0.5～0.03
S2	0.5～0.03	S12	1～0.03	S22	0.5～0.03	S32	0.5～0.03
S3	2～0.125	S13	1～0.03	S23	2～0.5	S33	1～0.03
S4	1～0.03	S14	>32～32	S24	1～1	S34	2～0.03
S5	2～0.25	S15	1～0.03	S25	1～0.03	S35	0.06～0.03
S6	1～0.03	S16	1～0.03	S26	0.5～0.03	S36	8～0.5
S7	1～0.03	S17	>32～0.25	S27	>32～32	S37	1～0.03
S8	2～0.03	S18	1～0.03	S28	1～0.03	S38	8～1
S9	>32～4	S19	1～0.03	S29	1～0.03	S39	1～0.25
S10	1～0.03	S20	2～0.03	S30	0.5～0.03	S40	1～0.03

注：A～B，A：药物单用时的 MIC；B：药物联用时的 MIC。

如表 4 – 10 所示，联用时 $FIC \geqslant 2$ 的有 0 株，表明猴耳环与红霉素联用无拮抗作用；$0.5 \leqslant FIC \leqslant 2$ 的有 26 株，表明猴耳环与红霉素联用为相加作用；$FIC \leqslant 0.5$ 的有 14 株，表明猴耳环与红霉素联用为协同作用。

表 4 - 10　猴耳环（50 μg/mL）联用红霉素抗金黄色葡萄球菌的 *FIC* 指数

细菌编号	*FIC*	细菌编号	*FIC*	细菌编号	*FIC*	细菌编号	*FIC*
S1	0.25	S11	0.185	S21	0.625	S31	0.625
S2	0.25375	S12	0.625	S22	0.75	S32	0.625
S3	0.375	S13	1.125	S23	0.375	S33	0.625
S4	0.625	S14	0.25	S24	0.625	S34	1.0625
S5	0.35	S15	1.125	S25	0.625	S35	0.605
S6	0.245	S16	0.365	S26	0.625	S36	0.75
S7	1.125	S17	0.1325	S27	0.15625	S37	0.49
S8	0.625	S18	0.375	S28	0.5625	S38	0.625
S9	0.625	S19	1.125	S29	0.185	S39	0.5625
S10	0.75	S20	1	S30	0.625	S40	1.25

3. 浓度为 100 μg/mL 的猴耳环对红霉素抑菌活性的增效作用

如表 4 - 11 所示，100 μg/mL 的猴耳环联用红霉素，使红霉素对 40 株金黄色葡萄球菌的抑菌能力进一步增强，100 μg/mL 的猴耳环联用红霉素使红霉素对 40 株金黄色葡萄球菌的 MIC_{90} 下降约 99%，联用时红霉素的 $MIC_{90} = 0.25$ μg/mL。

如表 4 - 12 所示，联用时 $FIC \geqslant 2$ 的有 0 株，表明猴耳环与红霉素联用无拮抗作用；$0.5 \leqslant FIC \leqslant 2$ 的有 37 株，表明猴耳环与红霉素联用为相加作用；$FIC \leqslant 0.5$ 的有 3 株，表明猴耳环与红霉素联用为协同作用。

表 4 - 11　猴耳环（100 μg/mL）联用红霉素抗金黄色葡萄球菌抑菌试验结果

细菌编号	*MIC*（μg/mL）	细菌编号	*MIC*（μg/mL）	细菌编号	*MIC*（μg/mL）	细菌编号	*MIC*（μg/mL）
S1	2～0.5	S11	1～0.03	S21	1～0.03	S31	0.5～0.03
S2	0.5～0.03	S12	1～0.03	S22	0.5～0.03	S32	0.5～0.03
S3	2～0.125	S13	1～0.03	S23	2～0.125	S33	1～0.03
S4	1～0.03	S14	>32～0.25	S24	1～0.03	S34	2～0.03
S5	2～0.25	S15	1～0.03	S25	1～0.03	S35	0.06～0.03
S6	1～0.03	S16	1～0.03	S26	0.5～0.03	S36	8～0.25
S7	1～0.03	S17	>32～0.25	S27	>32～0.25	S37	1～0.03
S8	2～0.03	S18	1～0.03	S28	1～0.03	S38	8～0.5

续上表

细菌编号	MIC （μg/mL）	细菌编号	MIC （μg/mL）	细菌编号	MIC （μg/mL）	细菌编号	MIC （μg/mL）
S9	>32～4	S19	1～0.03	S29	1～0.03	S39	1～0.25
S10	1～0.03	S20	2～0.03	S30	0.5～0.03	S40	1～0.03

注：A～B，A：药物单用时的 MIC；B：药物联用时的 MIC。

表 4 - 12　猴耳环（100 μg/mL）联用红霉素抗金黄色葡萄球菌的 FIC 指数

细菌编号	FIC	细菌编号	FIC	细菌编号	FIC	细菌编号	FIC
S1	0.75	S11	0.53	S21	0.53	S31	0.56
S2	1.06	S12	0.53	S22	1.06	S32	0.56
S3	0.5625	S13	0.53	S23	0.5625	S33	0.53
S4	0.53	S14	0.5039	S24	0.53	S34	0.265
S5	1.125	S15	0.53	S25	0.53	S35	0.98
S6	0.53	S16	0.53	S26	0.56	S36	1.0312
S7	0.53	S17	0.5039	S27	0.5039	S37	1.03
S8	0.515	S18	0.53	S28	0.28	S38	0.5625
S9	0.5625	S19	0.53	S29	0.53	S39	0.5
S10	1.03	S20	1.915	S30	0.56	S40	1.03

（三）讨论

在猴耳环联用青霉素抗金黄色葡萄球菌实验中，25 μg/mL 的猴耳环联用青霉素不会使青霉素的 MIC_{90} 显著下降。但是，研究结果发现 14 株敏感菌株中有 12 株的青霉素 MIC 降低 50% 以上；26 株耐药菌株中有 19 株的青霉素 MIC 降低 50% 以上。这提示 25 μg/mL 的猴耳环虽然没有降低青霉素的 MIC_{90}，但是猴耳环联用青霉素对大多数菌株具有青霉素增效作用。50 μg/mL 的猴耳环联用青霉素时，青霉素的 MIC_{90} = 0.5 μg/mL，较单用下降 50%。14 株敏感菌株中有 13 株的 MIC 降低 50% 以上；26 株耐药菌株中，21 株的 MIC 降低 50% 以上；50 μg/mL 的猴耳环能降低青霉素对 40 株金黄色葡萄球菌的 MIC_{90}。100 μg/mL 的猴耳环联用使青霉素对 40 株金黄色葡萄球菌的 MIC_{90} 下降至 0.06 μg/mL，降低至单用 MIC_{90} 的 6%。对于敏感菌株，全部 14 株的 MIC 降低到所设最低浓度（0.03 μg/mL）；对于 26 株耐药菌株，25 株的 MIC 降低 50% 以上。上述结果表明，猴耳环联用增强青霉素抗耐药细菌和敏感细菌的抑菌活性具有普遍性。

在猴耳环联用红霉素抗金黄色葡萄球菌实验中，25 μg/mL 的猴耳环联用使红霉素的 MIC_{90} 下降至 32 μg/mL，6 株耐药菌中 3 株 MIC 降低 75% 以上；34 株敏感菌株中 33 株的 MIC 降低 50% 以上；50 μg/mL 的猴耳环联用使红霉素的 MIC_{90} 下降至 1 μg/mL，6 株耐药菌株中 4 株的 MIC 降低 75% 以上；在 34 株敏感菌株中 33 株的 MIC 降低 75% 以上；100 μg/mL 的猴耳环联用使红霉素的 MIC_{90} 下降至 0.25 μg/mL，全部 6 株耐药菌的 MIC 下降 75% 以上；红霉素对 34 株敏感菌株的 MIC 全部降低。上述结果表明，猴耳环联用增强红霉素抗耐药细菌和敏感细菌的抑菌活性具有普遍性。

综上所述，猴耳环能有效增强青霉素和红霉素对动物来源的金黄色葡萄球菌的抑菌活性，具有作为这两种抗生素佐剂的应用潜力，为临床使用猴耳环和上述两种抗生素联用治疗金黄色葡萄球菌感染疾病提供了实验依据。

第三节　猴耳环联用抗生素抗产 ESBLs 大肠杆菌和肺炎克雷伯菌增效作用研究

21 世纪是多重耐药的时代，抗生素临床应用 60 年后，越来越多的院内感染和多重耐药菌感染已经成为目前临床抗菌治疗中亟待解决的难题。中国细菌耐药性监测报告（China Antimicrobial Surveillance Network，CHINET）公布的临床主要耐药菌的分布数据中，大肠埃希菌、肺炎克雷伯菌的产 ESBLs 株的检出率分别平均为 50.7%、38.5%，其耐药性的变迁和现状备受关注[112]。本节实验通过考察猴耳环对临床使用的抗生素抗产 ESBLs 细菌的增效作用，评价猴耳环联用抗生素抗产 ESBLs 细菌应用的潜力。

【实验材料】

（一）试剂

Mueller-Hinton 培养基（英国 OXOID LTD.）、阿米卡星标准品（大连美仑生物公司）、左氧氟沙星标准品（大连美仑生物公司）、复方新诺明标准品（大连美仑生物公司）。

（二）仪器

十万分之一电子分析天平（BP211D，德国 Satorius 公司）；高压高温灭菌锅

（GR 60DA）；超声波震荡清洗器（KQ-250DE，昆山超声仪器有限公司）；移液枪（法国 Gilson）；麦氏比浊仪（VITEK 2 DensiCHEK Plus，27208 densitometer densichek kit 220）；麦氏比浊管（法国 Mérieux 公司）；细菌恒温培养箱（HPX-9162MBE 电热恒温培养箱，常州诺基仪器有限公司）；无菌 96 孔板（JET BIOFIL）；90 mm 哥伦比亚血琼脂培养基（43041COLUMBIA 5% SHEEP BL，法国 Mérieux 公司）。

（三）实验菌株

实验所用的临床来源产 ESBLs 大肠杆菌（编号 E1～E20）和肺炎克雷伯菌（编号 K1～K20）各 20 株，均由中山大学附属第一医院临床检验科微生物检验室临床收集提供，并进行耐药性检测确认所有菌株的耐药性。

【实验方法】

（一）细菌的复苏与传代

细菌复苏：将接种环高温灭菌，待其冷却后挑取冻存收集的菌株，以平板划线的形式涂布于血琼脂培养基平板上，倒置平放于细菌培养箱，37 ℃培养 24 h 后，形成可见菌落。

细菌传代：将接种环高温灭菌，待其冷却后从血琼脂培养基中挑取单菌落，以平板划线的形式涂于新的血琼脂培养基上，37 ℃培养 24 h 形成菌落，待用。

（二）猴耳环联用抗生素对产 ESBLs 大肠杆菌和肺炎克雷伯菌体外抑菌实验

采用棋盘格肉汤微量稀释法设计猴耳环体外增强抗生素抗产 ESBLs 大肠杆菌和肺炎克雷伯菌实验。将猴耳环用培养基进行倍比稀释，获得一系列浓度后按次序分别加入无菌 96 孔板各孔，每孔 25 μL；将两种抗生素用培养基倍比稀释，将获得的一系列不同浓度药液按次序分别加入无菌 96 孔板各孔板与猴耳环混匀，每孔 25 μL，对照孔中加入生理盐水，每孔 50 μL。挑取细菌加入生理盐水震荡混匀后调麦氏比浊至 0.5，后用培养基稀释 100 倍，加入无菌 96 孔板各孔，每孔 50 μL，最终接种量为 1.0×10^6 CFU/mL。混匀后 37 ℃培养 20 h 后检测各孔浊度及孔中沉淀情况，澄清孔所对应的药物浓度即为药物 MIC。

【实验结果】

（一）猴耳环对阿米卡星和复方新诺明抗产 ESBLs 大肠杆菌抑菌活性增效作用研究

如表 4-13～表 4-15 所示，猴耳环与阿米卡星联用的 FIC≤2，表明两药无拮抗作用。其中，有 70% 的菌株 $FIC \leqslant 0.5$，表明猴耳环联用阿米卡星为协同作用；1/4 MIC 浓度以下的猴耳环联用使阿米卡星 MIC_{50} 从单用的 16 μg/mL 降至 4 μg/mL，降低 75%；MIC_{90} 从单用的 64 μg/mL 降至 8 μg/mL，降低 50%。猴耳环与复方新诺明联用对 20 株产 ESBLs 大肠杆菌 $FIC \leqslant 2$，表明两药联用不产生拮抗作用；其中 30% 的菌株 $FIC \leqslant 0.5$，表明猴耳环联用复方新诺明为协同作用。

表 4 - 13　猴耳环联用阿米卡星抗大肠杆菌抑菌试验结果

菌株编号	猴耳环单用 MIC （μg/mL）	猴耳环联用 MIC （μg/mL）	阿米卡星单用 MIC （μg/mL）	阿米卡星联用 MIC （μg/mL）
E1	800	50	4	2
E2	800	100	16	2
E3	800	200	512	8
E4	800	50	4	2
E5	800	50	16	8
E6	1600	400	4	0.5
E7	800	50	32	2
E8	800	50	32	4
E9	800	200	64	4
E10	800	50	8	4
E11	800	50	32	4
E12	800	50	32	4
E13	400	50	4	4
E14	800	50	8	4
E15	800	50	8	2
E16	800	50	16	2
E17	800	50	8	2
E18	800	100	128	32
E19	800	100	64	8
E20	800	50	16	4

表 4 - 14　猴耳环联用复方新诺明抗大肠杆菌抑菌试验结果

菌株编号	猴耳环单用 MIC （μg/mL）	猴耳环联用 MIC （μg/mL）	复方新诺明单用 MIC （μg/mL）	复方新诺明联用 MIC （μg/mL）
E1	800	800	2432/128	19/1
E2	800	800	2432/128	9.5/0.5

续上表

菌株编号	猴耳环单用 MIC（μg/mL）	猴耳环联用 MIC（μg/mL）	复方新诺明单用 MIC（μg/mL）	复方新诺明联用 MIC（μg/mL）
E3	800	800	2432/128	0.148438/0.078125
E4	800	400	76/4	19/1
E5	800	400	2432/128	19/1
E6	1600	400	2432/128	38/2
E7	800	400	2432/128	19/1
E8	800	400	2432/128	19/1
E9	800	800	2432/128	0.148438/0.078125
E10	800	400	2432/128	19/1
E11	800	50	76/4	19/1
E12	800	50	2432/128	1.1875/0.0625
E13	400	400	2432/128	9.5/0.5
E14	800	400	2432/128	38/2
E15	800	800	2432/128	0.148438/0.078125
E16	800	50	2432/128	1.1875/0.0625
E17	800	400	2432/128	19/1
E18	800	50	2432/128	2.375/0.125
E19	800	400	152/8	19/1
E20	800	100	76/4	19/1

表 4 – 15　猴耳环联用两种抗生素抗产 ESBLs 大肠杆菌的 FIC 指数

菌株编号	FIC	
	猴耳环 + 阿米卡星	猴耳环 + 复方新诺明
E1	0.5625	1.0078
E2	0.25	1.0039
E3	0.2656	1.0001
E4	0.5625	0.75
E5	0.5625	0.5078
E6	0.375	0.2656
E7	0.125	0.5078
E8	0.1875	0.5078
E9	0.3125	1.0001

续上表

菌株编号	FIC	
	猴耳环 + 阿米卡星	猴耳环 + 复方新诺明
E10	0.5625	0.5078
E11	0.1875	0.0703
E12	0.1875	0.0630
E13	1.125	1.0039
E14	0.5625	0.5156
E15	0.3125	1.0001
E16	0.1875	0.0630
E17	0.3125	0.5078
E18	0.375	0.0635
E19	0.25	0.625
E20	0.3125	0.375

（二）猴耳环对阿米卡星和左氧氟沙星抗肺炎克雷伯菌抑菌活性增效作用研究

如表 4 - 16、表 4 - 17 所示，MIC 浓度的猴耳环联用使阿米卡星的 MIC_{90} 由 32 μg/mL 降至 16 μg/mL，表明猴耳环联用能增强阿米卡星的抑菌活性；猴耳环不能增强左氧氟沙星对肺炎克雷伯菌的抑菌活性。

表 4 - 16　猴耳环联用阿米卡星抗肺炎克雷伯菌抑菌试验结果

菌株编号	猴耳环单用 MIC（μg/mL）	猴耳环联用 MIC（μg/mL）	阿米卡星单用 MIC（μg/mL）	阿米卡星联用 MIC（μg/mL）
K1	1600	1600	64	16
K2	800	800	16	8
K3	800	800	16	8
K4	800	800	8	4
K5	1600	800	32	16
K6	1600	800	32	8
K7	400	400	32	16
K8	800	800	16	8
K9	1600	1600	32	8
K10	1600	1600	16	8

续上表

菌株编号	猴耳环单用 MIC（μg/mL）	猴耳环联用 MIC（μg/mL）	阿米卡星单用 MIC（μg/mL）	阿米卡星联用 MIC（μg/mL）
K11	1600	800	32	8
K12	1600	800	16	8
K13	800	800	16	8
K14	800	800	16	8
K15	400	400	16	8
K16	800	800	16	16
K17	1600	1600	32	16
K18	1600	1600	16	16
K19	800	800	16	8
K20	800	800	16	8

表 4 – 17　猴耳环联用左氧氟沙星抗肺炎克雷伯菌抑菌试验结果

菌株编号	猴耳环单用 MIC（μg/mL）	猴耳环联用 MIC（μg/mL）	左氧氟沙星单用 MIC（μg/mL）	左氧氟沙星联用 MIC（μg/mL）
K1	1600	1600	16	16
K2	800	800	16	8
K3	800	800	64	64
K4	800	800	32	32
K5	1600	1600	16	16
K6	1600	800	32	32
K7	400	400	32	32
K8	800	800	16	8
K9	1600	1600	32	32
K10	1600	1600	16	16
K11	1600	800	32	32
K12	1600	800	64	64
K13	800	800	16	16
K14	800	800	16	16
K15	400	400	16	16
K16	800	800	16	16
K17	1600	1600	16	16

续上表

菌株编号	猴耳环单用 *MIC*（μg/mL）	猴耳环联用 *MIC*（μg/mL）	左氧氟沙星单用 *MIC*（μg/mL）	左氧氟沙星联用 *MIC*（μg/mL）
K18	1600	1600	64	32
K19	800	800	64	64
K20	800	800	16	8

（三）讨论

本节实验中，产超广谱 β – 内酰胺酶是上述两种细菌对 β – 内酰胺类抗生素产生耐药的主要机制之一[113]。

在猴耳环联用阿米卡星和复方新诺明抗产 ESBLs 大肠杆菌实验中，猴耳环能增强阿米卡星和复方新诺明的药效，提示猴耳环有作为抗生素佐剂（增强阿米卡星和复方新诺明抗产 ESBLs 大肠杆菌作用）应用的潜力。

但是，在相同耐药机制的产 ESBLs 的肺炎克雷伯菌中，猴耳环的抗生素增效能力较弱，尤其对左氧氟沙星的增效能力只有在猴耳环达到 *MIC* 浓度时才能降低部分菌株对左氧氟沙星的耐药性。

第四节 猴耳环联用利福平抗结核分枝杆菌作用研究

【实验材料】

（一）试剂

刃天青（沃凯公司）、MTT（美国 Sigma 公司）、Formazan 缓冲液（美国 Sigma 公司）、利福平（广州市第八人民医院检验科微生物室提供）、7H9 培养基、OADC 增菌液（美国 BD DIFCO 公司）、改良罗氏培养基（上海抚生实验有限公司）、胰酪蛋白胨（OXOID 公司）。

（二）仪器

十万分之一电子分析天平（BP211D，德国 Satorius 公司）；高压高温灭菌锅（GR 60DA）；超声波震荡清洗器（KQ-250DE，昆山超声仪器有限公司）；移液枪

（法国 Gilson）；麦氏比浊仪（VITEK 2 DensiCHEK Plus, 27208 densitometer den-sichek kit 220）；麦氏比浊管（法国 Mérieux 公司）；细菌恒温培养箱（HPX-9162MBE 电热恒温培养箱，常州诺基仪器有限公司）；无菌 96 孔板（JET BIOFIL）。

（三）实验菌株

实验所用的临床来源产结核分枝杆菌临床分离菌株 5 株，编号 1～5，均由广州市第八人民医院临床检验科微生物检验室临床收集提供，由本团队与广州市第八人民医院检验科微生物室共同进行耐药性检测确认所有菌株的耐药性。

【实验方法】

（一）细菌的复苏与传代

接种环高温灭菌后挑取冻存收集的菌株，涂布于改良罗氏培养基上，放入细菌培养箱，37 ℃培养 2～3 w，待可见菌落生长后，挑取对数期细菌的单菌落，涂于新的改良罗氏培养基上 37 ℃继续培养 2～3 w。

（二）猴耳环对利福平抗结核分枝杆菌抑菌活性的增效作用研究

采用棋盘格刃天青显色法测定猴耳环联用利福平体外抗结核分枝杆菌活性。将猴耳环用培养基倍比稀释，获得一系列浓度后按次序分别加入无菌 96 孔板各孔，每孔 25 μL；将利福平用培养基倍比稀释，将获得的一系列不同浓度的药液按次序分别加入无菌 96 孔板各孔板，与猴耳环混匀，每孔 25 μL；对照孔中加入生理盐水，每孔 50 μL。挑取细菌加入生理盐水震荡混匀后调麦氏比浊至 1，后用培养基稀释 20 倍，加入无菌 96 孔板各孔，每孔 50 μL，最终接种量为 1.0×10^6 CFU/mL。混匀后 96 孔板封膜于 37 ℃培养 7 d 后，将空白对照孔中加入刃天青显色液 30 μL，继续培养 24 h 后若空白对照孔显示为粉红色，则将其余各孔加入 30 μL 刃天青显色液，培养 24 h 后观察，仍然显示蓝色的孔对应的最低浓度即为药物的 MIC 浓度，每孔重复 3 次。考察猴耳环联用利福平使利福平 MIC 下降程度，评价猴耳环对利福平的增效作用。

【实验结果】

如图 4 - 1、图 4 - 2 所示，猴耳环对 5 株结核分枝杆菌最低抑菌浓度范围为400～800 μg/mL。利福平对 5 株结核分枝杆菌的最低抑菌浓度范围为 12.5～500 μg/mL。

如图 4 - 3 所示，猴耳环联用利福平时，100 μg/mL 的猴耳环增强利福平抗结核分枝杆菌的抑菌效果，在 200 μg/mL 浓度下使利福平对所有细菌的 MIC 下降至利

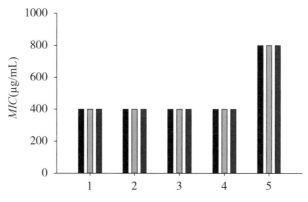

图4-1 猴耳环对5株结核分枝杆菌的 MIC

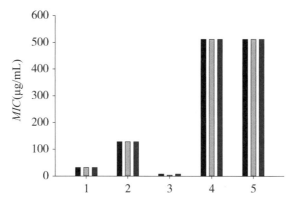

图4-2 利福平对5株结核分枝杆菌的 MIC

福平耐药阈值以下。

本实验发现，猴耳环对利福平有增效作用；利福平的作用机制是其能选择性结合原核生物 RNA 聚合酶的 β 亚单位，从而抑制细菌合成 RNA，阻断 DNA 和聚合酶的相互作用，从而影响 RNA 的转录，使 DNA 和蛋白质的合成停止[114]。而结核分枝杆菌对利福平耐药的机制则是使这个亚单位变构，降低利福平与它的亲和力，使药物无法与靶点结合[115]。

上述实验结果表明，猴耳环能逆转结核分枝杆菌对利福平的耐药，增强利福平的药效。猴耳环能增强细菌细胞膜的通透性，使药物更多地进入细菌细胞内部产生作用，这可能是猴耳环对利福平抗结核分枝杆菌抑菌活性的增效作用机制之一。

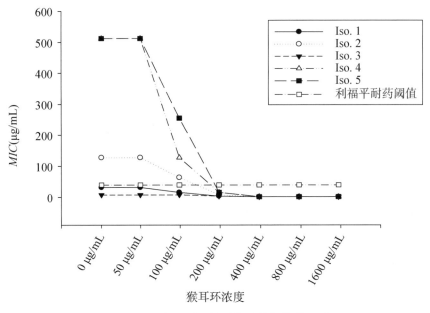

图4-3　利福平对5株结核分枝杆菌的 *MIC*

第五节　猴耳环与其他抗生素佐剂增效强度比较研究

抗生素的滥用及亚剂量抗生素的泛用导致了细菌耐药问题日益严峻，造成多种抗菌药物对细菌感染引起的疾病治疗效果减弱的严重后果。抗生素佐剂通过联合抗生素用药增强抗生素抑菌效果，恢复耐药菌对不同抗生素的敏感性，有效降低了临床抗生素的选择压力。

在本节内容中，我们比较猴耳环、临床已使用的抗生素佐剂他唑巴坦及来源于中药被报道有抑菌增效作用的药物盐酸小檗碱对抗生素抑菌活性的增效作用，评价猴耳环作为抗生素佐剂应用的前景。

【实验材料】

（一）试剂

Mueller-Hinton 培养基（英国 OXOID LTD.）、青霉素标准品（大连美仑生物公司）、哌拉西林标准品（大连美仑生物公司）、甲氧西林标准品（大连美仑生物公司）、红霉素标准品（大连美仑生物公司）、他唑巴坦（珠海联邦制药厂）、盐酸小檗碱（东北制药沈阳第一制药有限公司）。

（二）仪器

十万分之一电子分析天平（BP211D，德国 Satorius 公司）；高压高温灭菌锅（GR 60DA）；超声波震荡清洗器（KQ-250DE，昆山超声仪器有限公司）；移液枪（法国 Gilson）；麦氏比浊仪（VITEK 2 DensiCHEK Plus，27208 densitometer densichek kit 220）；麦氏比浊管（法国 Mérieux 公司）；细菌恒温培养箱（HPX-9162MBE 电热恒温培养箱，常州诺基仪器有限公司）；无菌 96 孔板（JET BIOFIL）；90 mm 哥伦比亚血琼脂培养基（43041COLUMBIA 5% SHEEP BL，法国 Mérieux 公司）。

（三）实验菌株

本实验所用的 3 株临床分离耐甲氧西林金黄色葡萄球菌由中山大学附属第一医院检验科微生物检验室收集提供，所有菌株耐药性、耐药程度由本团队与中山大学附属第一医院临床检验科微生物检验室共同进行耐药性检测确认。

【实验方法】

（一）细菌的复苏与传代

细菌复苏：将接种环高温灭菌，待其冷却后挑取冻存收集的菌株，以平板划线的形式涂布于血琼脂培养基平板上，倒置平放于细菌培养箱，37 ℃培养 24 h 后，形成可见菌落。

细菌传代：将接种环高温灭菌，待其冷却后从血琼脂培养基中挑取单菌落，以平板划线的形式涂于新的血琼脂培养基上，37 ℃培养 24 h 形成菌落，待用。

（二）猴耳环、他唑巴坦和盐酸小檗碱分别联用抗生素体外抑菌实验

采用棋盘格肉汤微量稀释法设计猴耳环体外增强抗生素抗金黄色葡萄球菌实验[110]。将猴耳环、他唑巴坦和盐酸小檗碱分别用培养基进行稀释，获得不同浓度后按次序分别加入无菌 96 孔板各孔，每孔 25 μL，终浓度分别为 25 μg/mL 和 50 μg/mL；将其他抗生素用培养基倍比稀释，获得一系列浓度后按次序分别加入无菌 96 孔板各孔板与抗生素佐剂混匀，每孔 25 μL，对照孔中加入生理盐水，每孔 50 μL。挑取细菌加入生理盐水震荡混匀后调麦氏比浊至 0.5，后用培养基稀释 100 倍，加入无菌 96 孔板各孔，每孔 50 μL，最终接种量为 1.0×10^6 CFU/mL。混匀后 37 ℃培养 20 h 后检测各孔浊度及孔中沉淀情况，澄清孔所对应的药物浓度即为药物 MIC 浓度。

【实验结果】

如表 4-18 所示，3 株临床分离 MRSA 菌株对青霉素、哌拉西林、甲氧西林和红霉素均耐药。猴耳环和盐酸小檗碱对 3 株 MRSA 的 MIC 分别为 200 μg/mL 和 100 μg/mL；他唑巴坦对 MRSA 的 $MIC > 128$ μg/mL。

表 4-18　四种抗生素和 3 种抗生素佐剂对金黄色葡萄球菌的体外抑菌试验结果

菌株编号	MIC（μg/mL）						
	青霉素	哌拉西林	甲氧西林	红霉素	猴耳环	他唑巴坦	盐酸小檗碱
1	32	64	64	4096	200	>128	100
2	32	32	64	4096	200	>128	100
3	32	64	64	4096	200	>128	100

猴耳环、他唑巴坦和盐酸小檗碱对上述 4 种抗生素的增效作用结果如表 4-19～表 4-21 所示。3 种药物都能增强一种或多种抗生素抗 MRSA 的抑菌活性，他唑巴坦易使被 β-内酰胺酶水解的青霉素和哌拉西林对 3 株 MRSA 的 MIC 下降 50% 以上，表明他唑巴坦能增强青霉素和哌拉西林抗 MRSA 的抑菌活性；他唑巴坦不影响甲氧西林和红霉素对 3 株 MRSA 的 MIC，表明他唑巴坦不能增强甲氧西林及红霉素抗 MRSA 的抑菌活性。

猴耳环和盐酸小檗碱能降低联用青霉素、哌拉西林、甲氧西林和红霉素对 3 株 MRSA 的 MIC，使 MIC 下降 50% 以上；猴耳环浓度越高，对抗生素的增效作用越强；50 μg/mL 的猴耳环联用对青霉素、哌拉西林、甲氧西林和红霉素的增效作用强于相同浓度的他唑巴坦和盐酸小檗碱对上述 4 种抗生素的增效作用。

表 4-19　猴耳环联用 4 种抗生素抗金黄色葡萄球菌抑菌试验结果

菌株编号	25 μg/mL 猴耳环联合用药 MIC（μg/mL）				菌株编号	50 μg/mL 猴耳环联合用药 MIC（μg/mL）			
	青霉素	哌拉西林	甲氧西林	红霉素		青霉素	哌拉西林	甲氧西林	红霉素
1	16	32	32	2048	1	4	16	16	512
2	16	32	32	2048	2	4	16	16	512
3	16	32	32	1024	3	8	16	16	256

表 4 –20 他唑巴坦（TZB）联用 4 种抗生素抗金黄色葡萄球菌抑菌试验结果

菌株编号	25 μg/mLT ZB 联合用药 *MIC*（μg/mL）				菌株编号	50 μg/mL TZB 联合用药 *MIC*（μg/mL）			
	青霉素	哌拉西林	甲氧西林	红霉素		青霉素	哌拉西林	甲氧西林	红霉素
1	8	4	64	4096	1	8	4	64	4096
2	8	4	64	4096	2	8	4	64	4096
3	8	4	64	4096	3	8	4	64	4096

表 4 –21 盐酸小檗碱（BH）联用 4 种抗生素抗金黄色葡萄球菌抑菌试验结果

菌株编号	25 μg/mL BH 联合用药 *MIC*（μg/mL）				菌株编号	50 μg/mL BH 联合用药 *MIC*（μg/mL）			
	青霉素	哌拉西林	甲氧西林	红霉素		青霉素	哌拉西林	甲氧西林	红霉素
1	16	64	32	2048	1	8	32	32	1024
2	16	32	32	2048	2	16	32	16	1024
3	16	32	32	2048	3	8	32	32	1024

作为抗生素佐剂临床应用的代表，他唑巴坦具有显著的 β – 内酰胺酶抑制作用。25 μg/mL 和 50 μg/mL 的他唑巴坦对抗生素的增效效果相同。他唑巴坦仅能增强抑菌效果被 β – 内酰胺酶影响的抗生素药效，提示他唑巴坦抑制 β – 内酰胺酶活性是它抗生素增效作用的唯一作用机制[116]。

有文献报道，盐酸小檗碱具有多重耐药逆转机制，其抗生素增效作用可能与细菌药物外排泵及影响细菌生物被膜的形成有关，提示中药来源的盐酸小檗碱具有多重逆转细菌耐药的作用机制。作用机制不单一是中药作为抗生素佐剂的优势所在。

猴耳环能增强多种抗生素的抑菌活性，表明猴耳环可能具有多重逆转细菌耐药的作用机制。此外，本节研究还表明，在相同剂量下，猴耳环比盐酸小檗碱的抗生素增效能力更强。从药效和作用机制等方面考虑，猴耳环比盐酸小檗碱和他唑巴坦更具有作为抗 MRSA 的抗生素佐剂的潜力。

第六节 本 章 小 结

在体外联合增效实验中，猴耳环能增强多种抗生素抑菌活性，但无法增强左氧氟沙星对产 ESBLs 的肺炎克雷伯菌的抑菌活性。

猴耳环能增强抗生素对金黄色葡萄球菌的抑菌活性；比较猴耳环抗动物来源金

黄色葡萄球菌研究结果与本团队前期抗临床来源金黄色葡萄球菌和 MRSA 的实验结果，发现猴耳环对临床分离菌株和动物来源菌株的抗生素增效作用结果无统计学差异，提示猴耳环联用抗生素对不同来源的细菌有抗生素增效作用，具有作为抗生素佐剂应用于治疗金黄色葡萄球菌感染疾病的潜力。故下一章实验将选择耐药和敏感金黄色葡萄球菌（MRSA 和 MSSA）作为研究对象。

在抗生素佐剂强度比较实验中，他唑巴坦只能增强被 β - 内酰胺酶水解的抗生素的抑菌效果，猴耳环和盐酸小檗碱能增强其他耐药机制相关抗生素的抑菌效果。抑制细菌 β - 内酰胺酶活性是他唑巴坦唯一的逆转耐药机制，来源于中药的抗生素佐剂盐酸小檗碱被报道可能具有多重逆转细菌耐药的机制，如抑制细菌外排泵，影响细菌生物被膜产生等[116 - 117]。提示中药或来源于中药的成分能通过多重机制逆转细菌耐药性作用，是中药来源的抗生素佐剂的优势之一。研究结果表明，猴耳环比相同浓度的盐酸小檗碱抗生素增效作用更强，猴耳环比盐酸小檗碱更具有作为抗 MRSA 的抗生素佐剂的潜力。

尽管中药作为抗生素佐剂有上述多方面的优势，但是关于猴耳环中所含化合物 EGCg 持续接触会导致细菌耐药性升高的报道也不应被忽视。作为抗生素佐剂用药方式必须符合临床抗生素的用药规则，即为多次、重复给药。所以，下一章将研究猴耳环联用抗生素持续给药对 MSSA 和 MRSA 耐药性的影响，进一步评价猴耳环能否作为抗生素佐剂应用。

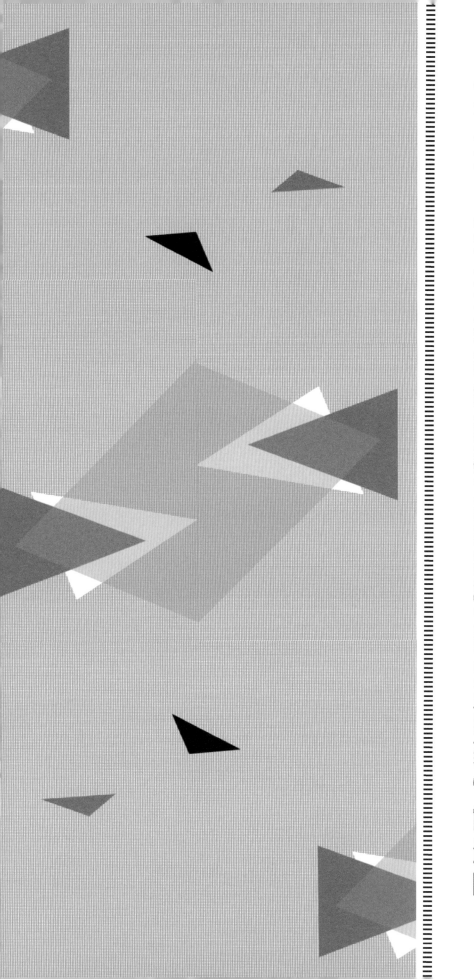

第五章　猴耳环持续给药对MRSA和MSSA耐药性的影响

第一节　概　　述

抗生素的持续给药会导致细菌耐药性增强，原因可能有两个方面：一方面，认为持续给药的抗生素会诱导细菌产生突变，从而对该抗生素产生耐药性；另一方面，认为菌群中本身存在耐药性强的菌株个体，耐药菌株在菌群生长中原本处于弱势地位，抗生素的介入抑制了其他强势生长的敏感菌菌株生长，不影响处于生长弱势地位的耐药菌的生长，减小了耐药菌株生长压力，导致细菌耐药的产生。

猴耳环作为抗生素佐剂，目的是减少细菌耐药性的增强，降低抗生素的选择压力，增强已有抗生素的药效。本章内容着重研究猴耳环持续给药对耐药菌和敏感菌耐药性的影响，评价猴耳环作为抗生素佐剂的潜力。临床抗生素治疗感染性疾病一般采用3～5 d或者7～14 d等周期性给药，故本章实验使用连续给药研究猴耳环对连续子代细菌耐药性的影响。

第二节　猴耳环持续给药对细菌单一耐药性的影响

抗生素持续给药导致细菌对该抗生素耐药性的增加[118]，细菌一旦产生单一耐药性，将造成该抗生素的失效。当前对于抗生素佐剂的研究集中于单次给药研究，并未研究抗生素佐剂连续给药对细菌耐药性的抑制和逆转作用。本节实验研究猴耳环持续给药对敏感细菌产生单一耐药性的抑制作用及对耐药细菌单一耐药性的逆转作用。

本书第三章、第四章实验结果表明，猴耳环对 MRSA 的抑菌活性最强。MRSA 耐药性非常严重，CHINET 公布的数据显示 MRSA 对苯唑西林、红霉素等多种抗生素耐药率达 80% 以上，故本节实验研究猴耳环对 MRSA 和敏感金黄色葡萄球菌（MSSA）耐药性的影响。

【实验材料】

（一）试剂

Mueller-Hinton 培养基（英国 OXOID LTD.）、青霉素（PB）标准品、苯唑西林（OXA）标准品、氨苄西林（AMP）标准品、红霉素（ERY）标准品、万古霉素（VAN）标准品（大连美仑生物公司）。

（二）仪器

十万分之一电子分析天平（BP211D，德国 Satorius 公司）；高压高温灭菌锅（GR 60DA）；超声波震荡清洗器（KQ-250DE，昆山超声仪器有限公司）；移液枪（法国 Gilson）；麦氏比浊仪（VITEK 2 DensiCHEK Plus，27208 densitometer densichek kit 220）；麦氏比浊管（法国 Mérieux 公司）；细菌恒温培养箱（HPX-9162MBE 电热恒温培养箱，常州诺基仪器有限公司）；无菌 96 孔板（JET BIOFIL）；90 mm 哥伦比亚血琼脂培养基（43041COLUMBIA 5% SHEEP BL，法国 Mérieux 公司）。

（三）实验菌株

实验所用的临床来源 MRSA 和 MSSA 各 10 株，其中 MRSA 编号 m1 ～ m10，MSSA 编号 s1 ～ s10，s10 为质控菌株 ATCC29213，均由中山大学附属第一医院临床检验科微生物检验室临床收集提供并进行耐药性检测，确认所有菌株的耐药性。

【实验方法】

（一）实验分组

本实验考察猴耳环对不同抗生素引起的对其本身的单一耐药性的抑制作用，共考察 5 种抗生素，药物分组如表 5 - 1 所示。

表 5 - 1　实验分组

组　号	组　　名	猴耳环浓度（μg/mL）	抗生素浓度（μg/mL）
1	青霉素（PB）组	0	0.12
2	苯唑西林（OX）组	0	0.12
3	氨苄西林（AMP）组	0	0.12
4	红霉素（ERY）组	0	0.12
5	万古霉素（VAN）组	0	0.12

续上表

组　号	组　　名	猴耳环浓度（μg/mL）	抗生素浓度（μg/mL）
6	EGCg 高剂量组	0	25
7	EGCg 低剂量组	0	0.83
8	猴耳环低剂量组	25	0
9	猴耳环高剂量组	50	0
10	猴耳环低剂量 + 青霉素（PB）组	25	0.12
11	猴耳环低剂量 + 苯唑西林（OX）组	25	0.12
12	猴耳环低剂量 + 氨苄西林（AMP）组	25	0.12
13	猴耳环低剂量 + 红霉素（ERY）组	25	0.12
14	猴耳环低剂量 + 万古霉素（VAN）组	25	0.12
15	猴耳环高剂量 + 青霉素（PB）组	50	0.12
16	猴耳环高剂量 + 苯唑西林（OX）组	50	0.12
17	猴耳环高剂量 + 氨苄西林（AMP）组	50	0.12
18	猴耳环高剂量 + 红霉素（ERY）组	50	0.12
19	猴耳环高剂量 + 万古霉素（VAN）组	50	0.12

（二）细菌的复苏与传代

细菌复苏：将接种环高温灭菌，待其冷却后挑取冻存收集的菌株，以平板划线的形式涂布于血琼脂培养基平板上，倒置平放于细菌培养箱，37 ℃培养24 h后形成可见菌落。

细菌传代：将接种环高温灭菌，待其冷却后从血琼脂培养基中挑取单菌落，以平板划线的形式涂于新的血琼脂培养基上，37 ℃培养24 h形成菌落，待用。

（三）含药培养基细菌配置

不同药物按表5-1的实验设计用培养基进行稀释，获得不同浓度的含药培养基，待用。

（四）含药培养基重复培养

挑取收集菌株用生理盐水调节麦氏比浊至0.5后，吸取1 mL加入等体积的不同含药培养基中，37 ℃培养24 h。培养过后的细菌培养液5000 r/min离心10 min，弃上清液，用PBS缓冲液冲洗两次，收集菌体。该步骤重复培养30～35代。

（五）含药培养基诱导后细菌对药物 MIC 测定实验

配置不同浓度抗生素一次加入 96 孔板各孔，每孔 50 μL。挑取上一步收集的菌体，调麦氏比浊至 0.5，用培养基稀释 100 倍后分别加入 96 孔板各孔，混匀，37 ℃培养 24 h 后读取结果，澄清浓度为 MIC 浓度，记录结果。对每一代的含药培养基诱导的细菌进行 MIC 测定。

（六）统计分析

根据 30 代不同药物或药物组合诱导的细菌对药物 MIC 的结果绘制细菌 MIC 变化曲线，考察多次给药的不产生抑菌效果浓度的猴耳环及不产生抑菌效果浓度猴耳环联用抗生素对细菌耐药性的影响。数据用均值 ± 标准差表示，单因素方差分析法比较组间差异，采用 SPSS 21.0 软件进行数据处理；$P < 0.05$ 认为具有统计学差异，$P < 0.01$ 认为具有极显著差异。

【实验结果】

（一）猴耳环对青霉素诱导的 MRSA 和 MSSA 耐药性的影响

如表 5-2～表 5-7 所示，每日检测不同药物对经持续处理细菌的 MIC，选取第 0 d、3 d、5 d、7 d、14 d、21 d、28 d 等不同子代细菌对青霉素（PB）和猴耳环的单一耐药性变化进行分析。

表 5-2　PB 对经 PB (0.12 μg/mL) 连续处理细菌的 MIC 数据

菌株编号	持续处理 0～28 d 的 MIC （μg/mL）						
	0	3	5	7	14	21	28
m1	16	16	16	16	32	32	32
m2	32	32	32	32	64	64	64
m3	64	64	64	64	128	128	128
m4	32	32	32	32	64	64	64
m5	64	64	64	64	64	64	64
m6	32	32	32	32	64	64	64
m7	32	32	32	64	64	64	64
m8	32	32	32	32	64	64	64
m9	32	32	32	32	64	64	64
m10	32	32	32	32	64	64	64

续上表

菌株编号	持续处理 0～28 d 的 MIC（μg/mL）						
	0	3	5	7	14	21	28
s1	1	1	1	2	2	2	2
s2	4	4	4	4	8	8	8
s3	2	2	2	4	8	8	8
s4	2	2	2	2	4	4	4
s5	2	2	2	4	8	8	4
s6	2	2	2	2	8	8	8
s7	4	4	4	4	8	8	8
s8	4	4	4	4	8	8	8
s9	4	4	4	4	8	8	8
s10	0.25	0.25	0.25	1	4	4	4

表 5-3　猴耳环对经 PB（0.12 μg/mL）连续处理细菌的 MIC 数据

菌株编号	持续处理 0～28 d 的 MIC（μg/mL）						
	0	3	5	7	14	21	28
m1	200	200	200	200	200	200	200
m2	200	200	200	200	200	200	200
m3	100	100	100	100	100	100	100
m4	100	100	100	100	100	100	100
m5	100	100	100	100	100	100	100
m6	100	100	100	100	100	100	200
m7	200	200	200	200	200	200	200
m8	200	200	200	200	200	200	200
m9	200	200	200	200	200	200	200
m10	200	200	200	200	200	200	200
s1	100	100	100	100	100	100	100
s2	100	100	100	100	100	100	100
s3	100	100	100	100	100	100	100
s4	200	200	200	200	200	200	200
s5	200	200	200	200	200	200	200

续上表

菌株编号	持续处理 0～28 d 的 MIC（μg/mL）						
	0	3	5	7	14	21	28
s6	100	100	100	100	100	100	100
s7	200	200	200	200	200	200	100
s8	200	200	200	200	200	200	200
s9	100	100	100	100	100	100	100
s10	200	200	200	200	200	200	200

表 5 - 4　PB 对经猴耳环（50 μg/mL）联用 PB（0.12 μg/mL）连续处理细菌的 MIC 数据

菌株编号	持续处理 0～28 d 的 MIC（μg/mL）						
	0	3	5	7	14	21	28
m1	16	16	16	16	16	16	16
m2	32	32	32	32	32	32	32
m3	64	64	64	64	64	64	64
m4	32	32	32	32	32	32	32
m5	64	64	64	64	64	64	64
m6	32	32	32	32	32	32	32
m7	32	32	32	32	32	32	32
m8	32	32	32	32	32	32	32
m9	32	32	32	32	32	32	32
m10	32	32	32	32	32	32	32
s1	1	1	1	1	1	1	1
s2	4	4	4	4	4	4	4
s3	2	2	2	2	2	2	2
s4	2	2	2	2	2	2	1
s5	2	2	2	2	2	2	2
s6	2	2	2	2	2	2	2
s7	4	4	4	4	4	4	4
s8	4	4	4	4	4	4	4
s9	4	4	4	4	4	4	4
s10	0.25	0.25	0.25	0.25	0.25	0.25	0.25

表5-5　猴耳环对经猴耳环（50 μg/mL）联用PB（0.12 μg/mL）连续处理细菌的 *MIC* 数据

菌株编号	持续处理0～28 d 的 *MIC*（μg/mL）						
	0	3	5	7	14	21	28
m1	200	200	200	200	200	200	200
m2	200	200	200	200	200	200	200
m3	100	100	100	100	100	100	100
m4	100	100	100	100	100	100	100
m5	100	100	100	100	100	100	100
m6	100	100	100	100	100	100	100
m7	200	200	200	200	200	200	200
m8	200	200	200	200	200	200	200
m9	200	200	200	200	200	200	200
m10	200	200	200	200	200	200	200
s1	100	100	100	100	100	100	100
s2	100	100	100	100	100	100	100
s3	100	100	100	100	100	100	100
s4	200	200	200	200	200	200	200
s5	200	200	200	200	200	200	200
s6	100	100	100	100	100	100	100
s7	200	200	200	200	200	200	200
s8	200	200	200	200	200	200	200
s9	100	100	100	100	100	100	100
s10	200	200	200	200	200	200	200

表5-6　PB 对经猴耳环（100 μg/mL）联用PB（0.12 μg/mL）连续处理细菌的 *MIC* 数据

菌株编号	持续处理0～28 d 的 *MIC*（μg/mL）						
	0	3	5	7	14	21	28
m1	16	16	16	16	16	16	16
m2	32	32	32	32	16	16	16
m3	64	64	64	64	64	64	32
m4	32	32	32	32	32	32	32
m5	64	64	64	64	32	32	16
m6	32	32	32	32	32	32	32
m7	32	32	32	32	16	16	16

续上表

菌株编号	持续处理 0～28 d 的 MIC（μg/mL）						
	0	3	5	7	14	21	28
m8	32	32	32	32	32	32	16
m9	32	32	32	32	32	32	32
m10	32	32	32	32	32	32	32
s1	1	1	1	1	1	1	1
s2	4	4	4	4	4	4	4
s3	2	2	2	2	2	2	2
s4	2	2	2	2	2	2	1
s5	2	2	2	2	2	2	2
s6	2	2	2	2	2	2	2
s7	4	4	4	4	4	4	4
s8	4	4	4	4	4	4	4
s9	4	4	4	4	4	4	4
s10	0.25	0.25	0.25	0.25	0.25	0.25	0.25

表 5 - 7　猴耳环对经猴耳环（100 μg/mL）联用 PB（0.12 μg/mL）连续处理细菌的 MIC 数据

菌株编号	持续处理 0～28 d 的 MIC（μg/mL）						
	0	3	5	7	14	21	28
m1	200	200	200	200	200	200	200
m2	200	200	200	200	200	200	200
m3	100	100	100	100	100	100	100
m4	100	100	100	100	100	100	100
m5	100	100	100	100	100	100	100
m6	100	100	100	100	100	100	100
m7	200	200	200	200	200	200	200
m8	200	200	200	200	200	200	200
m9	200	200	200	200	200	100	200
m10	200	200	200	200	200	200	200
s1	100	100	100	100	100	100	100
s2	100	100	100	100	100	100	100
s3	100	100	100	100	100	100	100
s4	200	200	200	200	200	200	200

续上表

菌株编号	持续处理 0～28 d 的 MIC（μg/mL）						
	0	3	5	7	14	21	28
s5	200	200	200	200	200	200	200
s6	100	100	100	100	100	100	100
s7	200	200	200	200	200	200	200
s8	200	200	200	200	200	200	200
s9	100	100	100	100	100	100	100
s10	200	200	200	200	200	200	200

如图 5 - 1 所示，与第 0 d 相比，青霉素（0.12 μg/mL）连续处理 7 d，青霉素对 MRSA 和 MSSA 的 MIC 均有显著性差异；与第 0 d 相比，青霉素（0.12 μg/mL）连续处理 14 d，青霉素对 MRSA 和 MSSA 的 MIC 有极显著的差异。连续处理 14 d 使青霉素对 MRSA 的 MIC_{90} 从 64 μg/mL 上升至 128 μg/mL，上升 100%，连续处理 14 d 使青霉素对 MSSA 从 4 μg/mL 上升至 8 μg/mL，上升 100%。

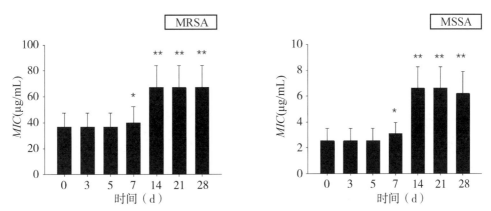

图 5 - 1 青霉素（0.12 μg/mL）处理的 MRSA 和 MSSA 对青霉素耐药性的影响（n = 10）

注：与第 0 d 相比，$^*P < 0.05$；$^{**}P < 0.01$。

如图 5 - 2 所示，与第 0 d 相比，青霉素（0.12 μg/mL）连续处理 28 d，猴耳环对 MRSA 和 MSSA 的 MIC 均无显著性差异。

如图 5 - 3 所示，与第 0 d 相比，猴耳环（50 μg/mL）联用青霉素连续处理 28 d，青霉素对 MRSA 的 MIC 均无显著性差异，50 μg/mL 的猴耳环能抑制青霉素所致 MRSA 单一耐药性增强。与第 0 d 相比，猴耳环（100 μg/mL）联用青霉素连续处理 14 d 和 21 d，青霉素对 MRSA 的 MIC 有显著性差异，连续处理 28 d 青霉素对 MRSA 的 MIC 有极显著性差异，100 μg/mL 的猴耳环能逆转 MRSA 对青霉素的单一耐药性。

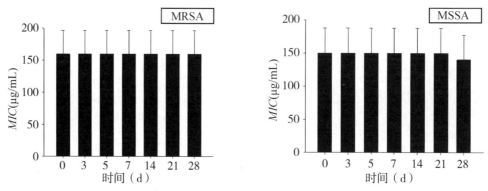

图 5 - 2　青霉素（0.12 μg/mL）处理的 MRSA 和 MSSA 对猴耳环耐药性的影响（ n = 10）

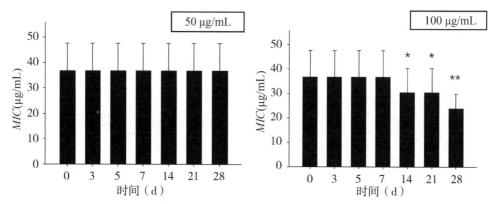

图 5 - 3　猴耳环联用青霉素处理的 MRSA 对青霉素耐药性的影响（ n = 10）

注：与第 0 d 相比，*P < 0.05；**P < 0.01。

如图 5 -4 所示，与第 0 d 相比，50 μg/mL 和 100 μg/mL 的猴耳环联用青霉素连续处理 28 d，青霉素对 MSSA 的 MIC 均无显著性差异，50 μg/mL 和 100 μg/mL 的猴耳环能抑制青霉素所致 MSSA 单一耐药性增强。

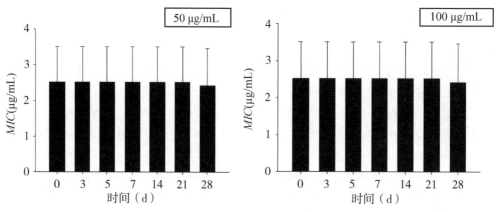

图 5 - 4　猴耳环联用青霉素处理的 MSSA 对青霉素耐药性的影响（ n = 10）

（二）猴耳环对苯唑西林诱导的 MRSA 和 MSSA 耐药性的影响

如表 5-8～表 5-13 所示，每日检测不同药物对经连续处理细菌的 MIC，选取第 0 d、3 d、5 d、7 d、14 d、21 d、28 d 等不同子代细菌对苯唑西林（OXA）和猴耳环的单一耐药性变化进行分析。

表 5-8　OXA 对经 OXA（0.12 μg/mL）连续处理细菌的 MIC 数据

菌株编号	持续处理 0～28 d 的 MIC（μg/mL）						
	0	3	5	7	14	21	28
m1	32	32	32	32	32	64	64
m2	32	32	32	64	64	64	64
m3	32	32	32	32	64	64	64
m4	512	512	512	512	512	512	512
m5	64	64	64	64	128	128	128
m6	64	64	64	128	128	128	128
m7	64	64	64	64	128	128	128
m8	64	64	64	64	128	128	128
m9	64	64	64	64	128	128	128
m10	64	64	64	64	128	128	128
s1	0.5	0.5	0.5	0.5	1	1	1
s2	0.25	0.25	0.25	0.5	1	1	1
s3	0.25	0.25	0.25	0.5	1	1	1
s4	0.25	0.25	0.25	0.5	1	1	1
s5	0.25	0.25	0.25	0.25	1	1	1
s6	0.25	0.25	0.25	0.25	1	1	1
s7	0.5	0.5	0.5	1	1	1	1
s8	0.5	0.5	0.5	0.5	1	1	1
s9	0.5	0.5	0.5	0.5	0.5	1	1
s10	0.25	0.25	0.25	0.25	1	1	1

表 5-9　猴耳环对经 OXA（0.12 μg/mL）连续处理细菌的 MIC 数据

菌株编号	持续处理 0～28 d 的 MIC（μg/mL）						
	0	3	5	7	14	21	28
m1	200	200	200	200	200	200	200
m2	200	200	200	200	200	200	200

续上表

菌株编号	持续处理 0～28 d 的 MIC（μg/mL）						
	0	3	5	7	14	21	28
m3	100	100	100	100	100	100	100
m4	100	100	100	100	100	100	100
m5	100	100	100	100	100	100	100
m6	100	100	100	100	100	100	100
m7	200	200	200	200	200	200	200
m8	200	200	200	200	200	200	200
m9	200	200	200	200	200	200	200
m10	200	200	200	200	200	200	200
s1	100	100	100	100	100	100	100
s2	100	100	100	100	100	100	100
s3	100	100	100	100	100	100	100
s4	200	200	200	200	200	200	200
s5	200	200	200	200	200	200	200
s6	100	100	100	100	100	100	100
s7	200	200	200	200	200	200	200
s8	200	200	200	200	200	200	200
s9	100	100	100	100	100	100	100
s10	200	200	200	200	200	200	200

表 5-10　OXA 对经猴耳环（50 μg/mL）联用 OXA（0.12 μg/mL）连续处理细菌的 MIC 数据

菌株编号	持续处理 0～28 d 的 MIC（μg/mL）						
	0	3	5	7	14	21	28
m1	32	32	32	32	32	32	32
m2	32	32	32	32	32	32	32
m3	32	32	32	32	32	32	32
m4	512	512	512	512	256	256	256
m5	64	64	64	64	64	64	64
m6	64	64	64	64	64	64	64
m7	64	64	64	64	64	64	64
m8	64	64	64	64	64	64	64

续上表

菌株编号	持续处理 0 ～ 28 d 的 MIC（μg/mL）						
	0	3	5	7	14	21	28
m9	64	64	64	64	64	64	64
m10	64	64	64	64	64	64	64
s1	0.5	0.5	0.5	0.5	0.5	0.5	0.5
s2	0.25	0.25	0.25	0.25	0.25	0.25	0.25
s3	0.25	0.25	0.25	0.25	0.25	0.25	0.25
s4	0.25	0.25	0.25	0.25	0.25	0.25	0.25
s5	0.25	0.25	0.25	0.25	0.25	0.25	0.25
s6	0.25	0.25	0.25	0.25	0.25	0.25	0.25
s7	0.5	0.5	0.5	0.5	0.5	0.5	0.5
s8	0.5	0.5	0.5	0.5	0.5	0.5	0.5
s9	0.5	0.5	0.5	0.5	0.5	0.5	0.5
s10	0.25	0.25	0.25	0.25	0.25	0.25	0.25

表 5 - 11 猴耳环对经猴耳环（50 μg/mL）联用 OXA（0.12 μg/mL）连续处理细菌的 MIC 数据

菌株编号	持续处理 0 ～ 28 d 的 MIC（μg/mL）						
	0	3	5	7	14	21	28
m1	200	200	200	200	200	200	200
m2	200	200	200	200	200	200	200
m3	100	100	100	100	100	100	100
m4	100	100	100	100	100	100	100
m5	100	100	100	100	100	100	100
m6	100	100	100	100	100	100	100
m7	200	200	200	200	200	200	200
m8	200	200	200	200	200	200	200
m9	200	200	200	200	200	200	200
m10	200	200	200	200	200	200	200
s1	100	100	100	100	100	100	100
s2	100	100	100	100	100	100	100
s3	100	100	100	100	100	100	100
s4	200	200	200	200	200	200	200
s5	200	200	200	200	200	200	200

续上表

菌株编号	持续处理 0～28 d 的 MIC（μg/mL）						
	0	3	5	7	14	21	28
s6	100	100	100	100	100	100	100
s7	200	200	200	200	200	200	200
s8	200	200	200	200	200	200	200
s9	100	100	100	100	100	100	100
s10	200	200	200	200	200	200	200

表 5-12　OXA 对经猴耳环（100 μg/mL）联用 OXA（0.12 μg/mL）连续处理细菌的 MIC 数据

菌株编号	持续处理 0～28 d 的 MIC（μg/mL）						
	0	3	5	7	14	21	28
m1	32	32	32	32	32	32	32
m2	32	32	32	32	32	32	32
m3	32	32	32	32	32	32	32
m4	512	512	512	512	256	128	64
m5	64	64	64	64	32	32	32
m6	64	64	64	64	64	32	32
m7	64	64	64	64	64	64	32
m8	64	64	64	64	64	32	32
m9	64	64	64	64	64	64	64
m10	64	64	64	64	64	64	64
s1	0.5	0.5	0.5	0.5	0.5	0.5	0.5
s2	0.25	0.25	0.25	0.25	0.25	0.25	0.25
s3	0.25	0.25	0.25	0.25	0.25	0.25	0.25
s4	0.25	0.25	0.25	0.25	0.25	0.25	0.25
s5	0.25	0.25	0.25	0.25	0.25	0.25	0.25
s6	0.25	0.25	0.25	0.25	0.25	0.25	0.25
s7	0.5	0.5	0.5	0.5	0.5	0.5	0.5
s8	0.5	0.5	0.5	0.5	0.5	0.5	0.5
s9	0.5	0.5	0.5	0.5	0.5	0.5	0.5
s10	0.25	0.25	0.25	0.25	0.25	0.25	0.25

表5-13　猴耳环对经猴耳环（100 μg/mL）联用OXA（0.12 μg/mL）连续处理细菌的 *MIC* 数据

菌株编号	持续处理0～28 d的 *MIC* （μg/mL）						
	0	3	5	7	14	21	28
m1	200	200	200	200	200	200	200
m2	200	200	200	200	200	200	200
m3	100	100	100	100	100	100	100
m4	100	100	100	100	100	100	100
m5	100	100	100	100	100	100	100
m6	100	100	100	100	100	100	100
m7	200	200	200	200	200	200	200
m8	200	200	200	200	200	200	100
m9	200	200	200	200	200	200	200
m10	200	200	200	200	200	200	200
s1	100	100	100	100	100	100	100
s2	100	100	100	100	100	100	100
s3	100	100	100	100	100	100	100
s4	200	200	200	200	200	200	200
s5	200	200	200	200	200	200	200
s6	100	100	100	100	100	100	100
s7	200	200	200	200	200	200	200
s8	200	200	200	200	200	200	200
s9	100	100	100	100	100	100	100
s10	200	200	200	200	200	200	200

　　如图5-5所示，与第0 d相比，苯唑西林（0.12 μg/mL）连续处理7 d，苯唑西林对 MRSA 和 MSSA 的 *MIC* 均有显著性差异；与第0 d相比，苯唑西林（0.12 μg/mL）连续处理14 d，苯唑西林对 MRSA 和 MSSA 的 *MIC* 有极显著的差异。连续处理14 d使 MRSA 对苯唑西林的 MIC_{90} 从64 μg/mL上升至128 μg/mL；连续处理14 d使苯唑西林对 MSSA 从0.5 μg/mL上升至1 μg/mL。

　　如图5-6所示，与第0 d相比，苯唑西林（0.12 μg/mL）连续处理28 d，猴耳环对 MRSA 和 MSSA 的 *MIC* 均没有显著性差异。

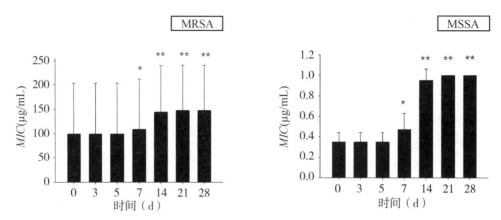

图 5 - 5 苯唑西林（0.12 μg/mL）处理的 MRSA 和 MSSA 对苯唑西林耐药性的影响（$n=10$）

注：与第 0 d 相比，$^*P<0.05$；$^{**}P<0.01$。

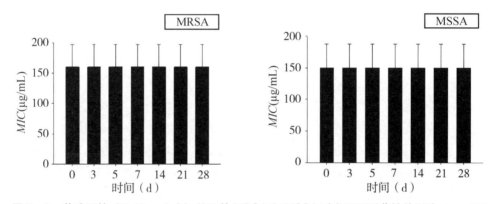

图 5 - 6 苯唑西林（0.12 μg/mL）处理的 MRSA 和 MSSA 对猴耳环耐药性的影响（$n=10$）

如图 5 - 7 所示，与第 0 d 相比，猴耳环（50 μg/mL）联用苯唑西林连续处理第 14 d、21 d 和 28 d，苯唑西林对 MRSA 的 *MIC* 均有显著性差异，50 μg/mL 的猴耳环能逆转苯唑西林所致 MRSA 单一耐药性增强。与第 0 d 相比，猴耳环（100 μg/mL）联用苯唑西林连续处理 14 d，苯唑西林对 MRSA 的 *MIC* 有显著性差异；相比于第 0 d，连续处理 21 d 和 28 d，苯唑西林对 MRSA 的 *MIC* 有极显著性差异，100 μg/mL 的猴耳环能进一步逆转 MRSA 对苯唑西林的单一耐药性。

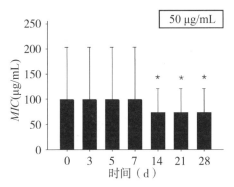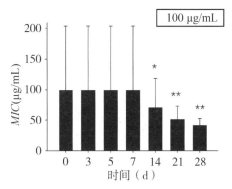

图 5-7 猴耳环联用苯唑西林处理的 MRSA 对苯唑西林耐药性的影响 （n=10）

注：与第 0 d 相比，$^*P<0.05$；$^{**}P<0.01$。

如图 5-8 所示，与第 0 d 相比，50 μg/mL 和 100 μg/mL 的猴耳环联用苯唑西林连续处理 28 d，苯唑西林对 MSSA 的 MIC 均无显著性差异，50 μg/mL 和 100 μg/mL 的猴耳环能抑制青霉素所致 MSSA 单一耐药性增强。

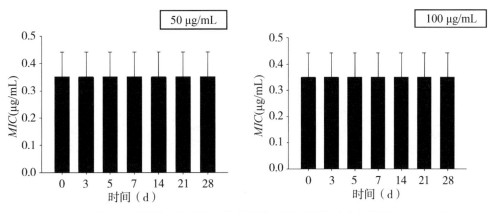

图 5-8 猴耳环联用苯唑西林处理的 MSSA 对苯唑西林耐药性的影响 （n=10）

（三）猴耳环对氨苄西林诱导的 MRSA 和 MSSA 耐药性的影响

如表 5-14 ～ 表 5-19 所示，每日检测不同药物对经持续处理细菌的 MIC，选取第 0 d、3 d、5 d、7 d、14 d、21 d、28 d 等不同子代细菌对氨苄西林（AMP）和猴耳环的单一耐药性变化进行分析。

表5-14 AMP 对经 AMP（0.12 μg/mL）连续处理细菌的 *MIC* 数据

菌株编号	持续处理0～28 d 的 *MIC*（μg/mL）						
	0	3	5	7	14	21	28
m1	32	32	32	32	64	64	64
m2	32	32	32	32	64	64	64
m3	32	32	32	32	32	32	64
m4	32	32	32	32	32	64	64
m5	32	32	32	32	32	64	64
m6	64	64	64	64	64	64	64
m7	32	32	32	32	64	64	64
m8	32	32	32	32	64	64	64
m9	32	32	32	32	64	64	64
m10	32	32	32	32	64	64	64
s1	2	2	2	2	4	4	4
s2	4	4	4	4	8	8	8
s3	2	2	2	2	4	4	4
s4	4	4	4	4	8	8	8
s5	2	2	2	2	4	4	8
s6	4	4	4	4	8	8	8
s7	4	4	4	4	4	4	4
s8	4	4	4	4	4	8	8
s9	4	4	4	4	4	8	8
s10	1	1	1	1	4	8	8

表5-15 猴耳环对经 AMP（0.12 μg/mL）连续处理细菌的 *MIC* 数据

菌株编号	持续处理0～28 d 的 *MIC*（μg/mL）						
	0	3	5	7	14	21	28
m1	200	200	200	200	200	200	200
m2	200	200	200	200	200	200	200
m3	100	100	100	100	100	100	100
m4	100	100	100	100	100	100	100
m5	100	100	100	100	100	100	100
m6	100	100	100	100	100	100	100

续上表

菌株编号	持续处理 0～28 d 的 MIC（μg/mL）						
	0	3	5	7	14	21	28
m7	200	200	200	200	200	200	200
m8	200	200	200	200	200	200	200
m9	200	200	200	200	200	200	200
m10	200	200	200	200	200	200	200
s1	100	100	100	100	100	100	100
s2	100	100	100	100	100	100	100
s3	100	100	100	100	100	100	100
s4	200	200	200	200	200	200	200
s5	200	200	200	200	200	200	200
s6	100	100	100	100	100	100	100
s7	200	200	200	200	200	200	200
s8	200	200	200	200	200	200	200
s9	100	100	100	100	100	100	100
s10	200	200	200	200	200	200	200

表 5–16 AMP 对经猴耳环（50 μg/mL）联用 AMP（0.12 μg/mL）连续处理细菌的 MIC 数据

菌株编号	持续处理 0～28 d 的 MIC（μg/mL）						
	0	3	5	7	14	21	28
m1	32	32	32	32	32	32	16
m2	32	32	32	32	32	32	32
m3	32	32	32	32	32	32	32
m4	32	32	32	32	32	32	32
m5	32	32	32	32	32	32	32
m6	64	64	64	64	32	32	32
m7	32	32	32	32	32	32	32
m8	32	32	32	32	32	32	32
m9	32	32	32	32	32	32	32
m10	32	32	32	32	32	32	32
s1	2	2	2	2	2	2	2
s2	4	4	4	4	4	4	4
s3	2	2	2	2	2	2	2

续上表

菌株编号	持续处理 0～28 d 的 MIC（μg/mL）						
	0	3	5	7	14	21	28
s4	4	4	4	4	4	4	4
s5	2	2	2	2	2	2	2
s6	4	4	4	4	4	4	4
s7	4	4	4	4	4	4	4
s8	4	4	4	4	4	4	4
s9	4	4	4	4	4	4	4
s10	1	1	1	1	1	1	1

表 5－17 猴耳环对经猴耳环（50 μg/mL）联用 AMP（0.12 μg/mL）连续处理细菌的 MIC 数据

菌株编号	持续处理 0～28 d 的 MIC（μg/mL）						
	0	3	5	7	14	21	28
m1	200	200	200	200	200	200	200
m2	200	200	200	200	200	200	200
m3	100	100	100	100	100	100	100
m4	100	100	100	100	100	100	100
m5	100	100	100	100	100	100	100
m6	100	100	100	100	100	100	100
m7	200	200	200	200	200	200	200
m8	200	200	200	200	200	200	200
m9	200	200	200	200	200	200	200
m10	200	200	200	200	200	200	200
s1	100	100	100	100	100	100	100
s2	100	100	100	100	100	100	100
s3	100	100	100	100	100	100	100
s4	200	200	200	200	200	200	200
s5	200	200	200	200	200	200	200
s6	100	100	100	100	100	100	100
s7	200	200	200	200	200	200	200
s8	200	200	200	200	200	200	200
s9	100	100	100	100	100	100	100
s10	200	200	200	200	200	200	200

表 5 –18　AMP 对经猴耳环（100 μg/mL）联用 AMP（0.12 μg/mL）连续处理细菌的 MIC 数据

菌株编号	持续处理 0 ~ 28 d 的 MIC（μg/mL）						
	0	3	5	7	14	21	28
m1	32	32	32	32	16	16	16
m2	32	32	32	32	16	16	16
m3	32	32	32	16	16	16	16
m4	32	32	32	32	16	16	16
m5	32	32	32	32	32	32	16
m6	64	64	64	64	32	16	16
m7	32	32	32	32	16	16	16
m8	32	32	32	32	16	16	16
m9	32	32	32	32	16	16	16
m10	32	32	32	32	32	16	16
s1	2	2	2	2	2	2	2
s2	4	4	4	4	2	2	2
s3	2	2	2	2	2	2	2
s4	4	4	4	4	4	4	4
s5	2	2	2	2	2	2	2
s6	4	4	4	4	4	4	4
s7	4	4	4	4	4	4	4
s8	4	4	4	4	4	4	4
s9	4	4	4	4	4	4	4
s10	1	1	1	1	1	1	1

表 5 –19　猴耳环对经猴耳环（100 μg/mL）联用 AMP（0.12 μg/mL）连续处理细菌的 MIC 数据

菌株编号	持续处理 0 ~ 28 d 的 MIC（μg/mL）						
	0	3	5	7	14	21	28
m1	200	200	200	200	200	200	200
m2	200	200	200	200	200	200	200
m3	100	100	100	100	100	100	100
m4	100	100	100	100	100	100	100
m5	100	100	100	100	100	100	100
m6	100	100	100	100	100	100	100
m7	200	200	200	200	200	200	200

续上表

菌株编号	持续处理0～28 d 的 MIC（μg/mL）						
	0	3	5	7	14	21	28
m8	200	200	200	200	200	200	200
m9	200	200	200	200	200	200	200
m10	200	200	200	200	200	200	200
s1	100	100	100	100	100	100	100
s2	100	100	100	100	100	100	100
s3	100	100	100	100	100	100	100
s4	200	200	200	200	200	200	200
s5	200	200	200	200	200	200	200
s6	100	100	100	100	100	100	100
s7	200	200	200	200	200	200	200
s8	200	200	200	200	200	200	200
s9	100	100	100	100	100	100	100
s10	200	200	200	200	200	200	200

如图 5 – 9 所示，与第 0 d 相比，氨苄西林（0. 12 μg/mL）连续处理 14 d，氨苄西林对 MRSA 和 MSSA 的 MIC 均有极显著性差异。连续处理 14 d 使氨苄西林对 MRSA 的 MIC_{90} 从 32 μg/mL 上升至 64 μg/mL；连续处理 14 d 使氨苄西林对 MSSA 从 4 μg/mL 上升至 8 μg/mL。

如图 5 – 10 所示，与第 0 d 相比，氨苄西林（0. 12 μg/mL）连续处理 28 d，猴耳环对 MRSA 和 MSSA 的 MIC 均无显著性差异。

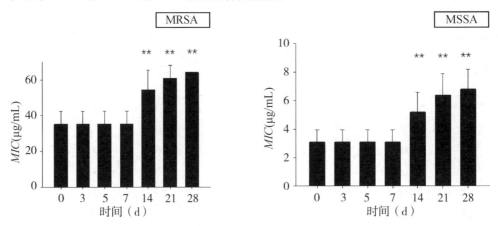

图 5 – 9　氨苄西林（0. 12 μg/mL）处理的 MRSA 和 MSSA 对氨苄西林耐药性的影响（n = 10）
注：与第 0 d 相比，$^*P < 0.05$；$^{**}P < 0.01$。

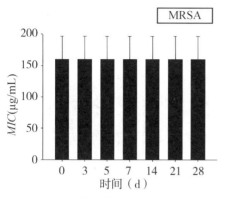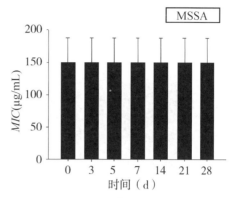

图5-10　氨苄西林（0.12 µg/mL）处理的MRSA和MSSA对猴耳环耐药性的影响（n=10）

如图5-11所示，与第0 d相比，猴耳环（50 µg/mL）联用氨苄西林连续处理14 d、21 d和28 d，氨苄西林对MRSA的*MIC*有显著性差异，50 µg/mL的猴耳环能逆转氨苄西林素所致MRSA单一耐药性增强。与第0 d相比，猴耳环（100 µg/mL）联用氨苄西林连续处理14 d、21 d和28 d，氨苄西林对MRSA的*MIC*有极显著性差异，100 µg/mL的猴耳环能进一步逆转MRSA对氨苄西林的单一耐药性。

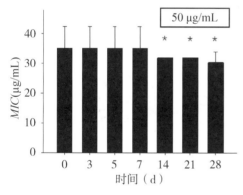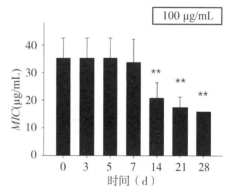

图5-11　猴耳环联用氨苄西林处理的MRSA对氨苄西林耐药性的影响（n=10）

注：与第0 d相比，$^*P<0.05$；$^{**}P<0.01$。

如图5-12所示，与第0 d相比，50 µg/mL和100 µg/mL的猴耳环联用氨苄西林连续处理28 d，氨苄西林对MSSA的*MIC*均无显著性差异；50 µg/mL和100 µg/mL的猴耳环能抑制氨苄西林所致MSSA单一耐药性增强。

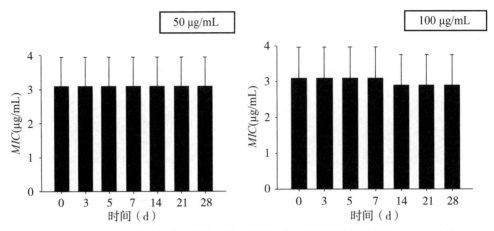

图 5 - 12　猴耳环联用氨苄西林处理的 MSSA 对氨苄西林耐药性的影响 （*n* = 10）

（四）猴耳环对红霉素诱导的 MRSA 和 MSSA 耐药性的影响

如表 5 - 20 ～ 表 5 - 25 所示，每日检测不同药物对经持续处理细菌的 *MIC*，选取第 0 d、3 d、5 d、7 d、14 d、21 d、28 d 等不同子代细菌对红霉素（ERY）和猴耳环的单一耐药性变化进行分析。

表 5 - 20　ERY 对经 ERY （0. 12 µg/mL） 连续处理细菌的 *MIC* 数据

菌株编号	持续处理 0 ～ 28 d 的 *MIC* （µg/mL）						
	0	3	5	7	14	21	28
m1	4096	4096	4096	4096	4096	4096	4096
m2	4096	4096	4096	4096	4096	4096	4096
m3	4096	4096	4096	4096	4096	4096	4096
m4	4096	4096	4096	4096	4096	4096	4096
m5	4096	4096	4096	4096	4096	4096	4096
m6	4096	4096	4096	4096	4096	4096	4096
m7	4096	4096	4096	4096	4096	4096	4096
m8	4096	4096	4096	4096	4096	4096	4096
m9	4096	4096	4096	4096	4096	4096	4096
m10	4096	4096	4096	4096	4096	4096	4096
s1	1	1	1	2	16	16	16
s2	8	8	8	8	8	8	8
s3	8	8	8	8	8	8	16
s4	0. 5	0. 5	0. 5	1	4	4	4

续上表

菌株编号	持续处理0～28 d 的 *MIC*（μg/mL）						
	0	3	5	7	14	21	28
s5	0.25	0.25	0.25	1	4	4	4
s6	16	16	16	16	16	16	16
s7	8	8	8	8	8	8	8
s8	0.5	0.5	0.5	1	4	4	8
s9	1	1	1	1	4	4	8
s10	0.5	0.5	0.5	1	4	4	4

表 5-21　猴耳环对经 ERY（0.12 μg/mL）连续处理细菌的 *MIC* 数据

菌株编号	持续处理0～28 d 的 *MIC*（μg/mL）						
	0	3	5	7	14	21	28
m1	200	200	200	200	200	200	200
m2	200	200	200	200	200	200	200
m3	100	100	100	100	100	100	100
m4	100	100	100	100	100	100	100
m5	100	100	100	100	100	100	200
m6	100	100	100	100	100	100	100
m7	200	200	200	200	200	200	200
m8	200	200	200	200	200	200	200
m9	200	200	200	200	200	200	200
m10	200	200	200	200	200	200	200
s1	100	100	100	100	100	100	100
s2	100	100	100	100	100	100	100
s3	100	100	100	100	100	100	100
s4	200	200	200	200	200	200	100
s5	200	200	200	200	200	200	200
s6	100	100	100	100	100	100	100
s7	200	200	200	200	200	200	200
s8	200	200	200	200	200	200	200
s9	100	100	100	100	100	100	100
s10	200	200	200	200	200	200	200

表 5 −22　ERY 对经猴耳环（50 μg/mL）联用 ERY（0.12 μg/mL）连续处理细菌的 *MIC* 数据

菌株编号	持续处理 0 ∼ 28 d 的 *MIC*（μg/mL）						
	0	3	5	7	14	21	28
m1	4096	4096	4096	4096	4096	4096	4096
m2	4096	4096	4096	4096	4096	4096	4096
m3	4096	4096	4096	4096	4096	4096	4096
m4	4096	4096	4096	4096	4096	4096	4096
m5	4096	4096	4096	4096	4096	4096	4096
m6	4096	4096	4096	4096	4096	4096	4096
m7	4096	4096	4096	4096	4096	4096	4096
m8	4096	4096	4096	4096	4096	4096	4096
m9	4096	4096	4096	4096	4096	4096	4096
m10	4096	4096	4096	4096	4096	4096	4096
s1	1	1	1	2	16	16	16
s2	8	8	8	8	4	4	4
s3	8	8	8	8	8	8	16
s4	0.5	0.5	0.5	1	4	4	4
s5	0.25	0.25	0.25	1	4	4	4
s6	16	16	16	16	16	16	16
s7	8	8	8	8	8	8	8
s8	0.5	0.5	0.5	1	2	2	2
s9	1	1	1	1	4	4	8
s10	0.5	0.5	0.5	1	4	4	4

表 5 −23　猴耳环对经猴耳环（50 μg/mL）联用 ERY（0.12 μg/mL）连续处理细菌的 *MIC* 数据

菌株编号	持续处理 0 ∼ 28 d 的 *MIC*（μg/mL）						
	0	3	5	7	14	21	28
m1	200	200	200	200	200	200	200
m2	200	200	200	200	200	200	200
m3	100	100	100	100	100	100	100
m4	100	100	100	100	100	100	100
m5	100	100	100	100	100	100	100
m6	100	100	100	100	100	100	100

续上表

菌株编号	持续处理 0～28 d 的 MIC（μg/mL）						
	0	3	5	7	14	21	28
m7	200	200	200	200	200	200	200
m8	200	200	200	200	200	200	200
m9	200	200	200	200	200	200	200
m10	200	200	200	200	200	200	200
s1	100	100	100	100	100	100	100
s2	100	100	100	100	100	200	100
s3	100	100	100	100	100	100	100
s4	200	200	200	200	200	100	200
s5	200	200	200	200	200	200	200
s6	100	100	100	100	100	100	100
s7	200	200	200	200	200	200	200
s8	200	200	200	200	200	200	200
s9	100	100	100	100	100	100	100
s10	200	200	200	200	200	200	200

表 5-24　ERY 对经猴耳环（100 μg/mL）联用 ERY（0.12 μg/mL）连续处理细菌的 MIC 数据

菌株编号	持续处理 0～28 d 的 MIC（μg/mL）						
	0	3	5	7	14	21	28
m1	4096	4096	4096	4096	4096	4096	4096
m2	4096	4096	4096	4096	4096	4096	4096
m3	4096	4096	4096	4096	4096	4096	4096
m4	4096	4096	4096	4096	4096	4096	4096
m5	4096	4096	4096	4096	4096	4096	4096
m6	4096	4096	4096	4096	4096	4096	4096
m7	4096	4096	4096	4096	4096	4096	4096
m8	4096	4096	4096	4096	4096	4096	4096
m9	4096	4096	4096	4096	4096	4096	4096
m10	4096	4096	4096	4096	4096	4096	4096
s1	1	1	1	2	16	16	16
s2	8	8	8	8	4	4	4
s3	8	8	8	8	8	8	16

续上表

菌株编号	持续处理 0～28 d 的 MIC（μg/mL）						
	0	3	5	7	14	21	28
s4	0.5	0.5	0.5	1	4	4	4
s5	0.25	0.25	0.25	1	4	4	4
s6	16	16	16	16	16	16	16
s7	8	8	8	8	8	8	8
s8	0.5	0.5	0.5	1	1	1	1
s9	1	1	1	1	4	4	4
s10	0.5	0.5	0.5	1	4	4	4

表 5-25　猴耳环对经猴耳环（100 μg/mL）联用 ERY（0.12 μg/mL）连续处理细菌的 MIC 数据

菌株编号	持续处理 0～28 d 的 MIC（μg/mL）						
	0	3	5	7	14	21	28
m1	200	200	200	200	200	200	200
m2	200	200	200	200	200	200	200
m3	100	100	100	100	100	100	100
m4	100	100	100	100	100	100	100
m5	100	100	100	100	100	100	100
m6	100	100	100	100	100	100	100
m7	200	200	200	200	200	200	200
m8	200	200	200	200	200	200	200
m9	200	200	200	200	200	200	200
m10	200	200	200	200	200	200	200
s1	100	100	100	100	100	100	100
s2	100	100	100	100	100	100	100
s3	100	100	100	100	100	100	100
s4	200	200	200	200	200	200	200
s5	200	200	200	200	200	200	200
s6	100	100	100	100	100	100	100
s7	200	200	200	200	200	200	200
s8	200	200	200	200	200	200	200
s9	100	100	100	100	100	100	100
s10	200	200	200	200	200	200	200

如图 5 - 13 所示，与第 0 d 相比，红霉素（0.12 μg/mL）连续处理 28 d，红霉素对 MRSA 的 *MIC* 没有显著性差异。与第 0 d 相比，红霉素（0.12 μg/mL）连续处理 14 d、21 d 和 28 d，红霉素对 MSSA 的 *MIC* 有极显著性差异；连续处理 14 d 时，红霉素对 MSSA 的 MIC_{90} 上升 100%。

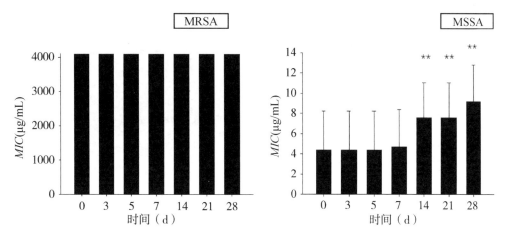

图 5 - 13　红霉素（0.12 μg/mL）处理的 MRSA 和 MSSA 对红霉素耐药性的影响（$n=10$）
注：与第 0 d 相比，$^{**}P<0.01$。

如图 5 - 14 所示，与第 0 d 相比，红霉素（0.12 μg/mL）连续处理 28 d，猴耳环对 MRSA 和 MSSA 的 *MIC* 均没有显著性差异。

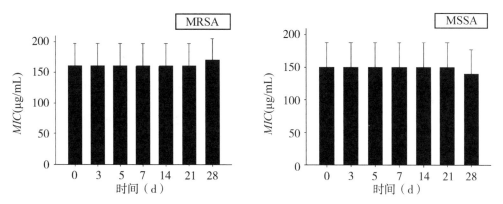

图 5 - 14　红霉素（0.12 μg/mL）处理的 MRSA 和 MSSA 对猴耳环耐药性的影响（$n=10$）

如图 5 - 15 和图 5 - 16 所示，与第 0 d 相比，50 μg/mL 和 100 μg/mL 的猴耳环联用红霉素连续处理第 14 d，红霉素对 MSSA 的 *MIC* 有极显著性差异；但对 MRSA 的 *MIC* 没有显著性差异。

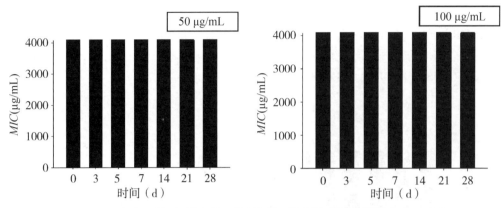

图 5 – 15　猴耳环联用红霉素处理的 MRSA 对红霉素耐药性的影响（$n = 10$）

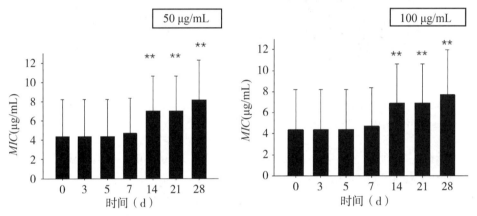

图 5 – 16　猴耳环联用红霉素处理的 MSSA 对红霉素耐药性的影响（$n = 10$）

注：与第 0 d 相比，$^{**}P < 0.01$。

（五）猴耳环对万古霉素诱导的 MRSA 和 MSSA 耐药性的影响

如表 5 – 26 ～ 表 5 – 31 所示，每日检测不同药物对经持续处理细菌的 *MIC*，选取第 0 d、3 d、5 d、7 d、14 d、21 d、28 d 等不同子代细菌对万古霉素（VAN）和猴耳环的单一耐药性变化进行分析。

表 5 – 26　VAN 对经 VAN（0.12 µg/mL）连续处理细菌的 *MIC* 数据

菌株编号	持续处理 0～28 d 的 *MIC*（µg/mL）						
	0	3	5	7	14	21	28
m1	1	1	1	1	1	1	1
m2	0.5	0.5	0.5	0.5	1	1	1
m3	0.5	0.5	0.5	0.5	1	1	1

续上表

菌株编号	持续处理 0～28 d 的 MIC（μg/mL）						
	0	3	5	7	14	21	28
m4	1	1	1	1	1	1	1
m5	0.25	0.25	0.25	0.25	0.5	0.5	1
m6	0.5	0.5	0.5	0.5	1	1	1
m7	0.5	0.5	0.5	0.5	1	1	1
m8	2	2	2	2	2	2	2
m9	0.5	0.5	0.5	0.5	0.5	0.5	0.5
m10	0.5	0.5	0.5	0.5	1	1	1
s1	0.5	0.5	0.5	0.5	0.5	0.5	1
s2	0.5	0.5	0.5	0.5	0.5	0.5	1
s3	1	1	1	1	1	1	1
s4	0.5	0.5	0.5	0.5	0.5	0.5	0.5
s5	0.5	0.5	0.5	0.5	0.5	0.5	0.5
s6	0.5	0.5	0.5	0.5	1	1	1
s7	0.5	0.5	0.5	0.5	1	1	1
s8	0.5	0.5	0.5	0.5	1	1	1
s9	0.5	0.5	0.5	0.5	0.5	0.5	0.5
s10	0.5	0.5	0.5	0.5	0.5	0.5	0.5

表 5-27　猴耳环对经 VAN（0.12 μg/mL）连续处理细菌的 MIC 数据

菌株编号	持续处理 0～28 d 的 MIC（μg/mL）						
	0	3	5	7	14	21	28
m1	200	200	200	200	200	200	200
m2	200	200	200	200	200	200	200
m3	100	100	100	100	100	100	100
m4	100	100	100	100	100	100	100
m5	100	100	100	100	100	100	100
m6	100	100	100	100	100	100	100
m7	200	200	200	200	200	200	200
m8	200	200	200	200	200	200	200
m9	200	200	200	200	200	200	200
m10	200	200	200	200	200	200	200

续上表

菌株编号	持续处理 0 ~ 28 d 的 MIC（μg/mL）						
	0	3	5	7	14	21	28
s1	100	100	100	100	100	100	100
s2	100	100	100	100	100	100	100
s3	100	100	100	100	100	100	100
s4	200	200	200	200	200	200	200
s5	200	200	200	200	200	200	200
s6	100	100	100	100	100	100	100
s7	200	200	200	200	200	200	200
s8	200	200	200	200	200	200	200
s9	100	100	100	100	100	100	100
s10	200	200	200	200	200	200	200

表 5 - 28　VAN 对经猴耳环（50 μg/mL）联用 VAN（0.12 μg/mL）连续处理细菌的 MIC 数据

菌株编号	持续处理 0 ~ 28 d 的 MIC（μg/mL）						
	0	3	5	7	14	21	28
m1	1	1	1	1	1	1	1
m2	0.5	0.5	0.5	0.5	0.5	0.5	0.5
m3	0.5	0.5	0.5	0.5	0.5	0.5	0.5
m4	1	1	1	1	1	1	1
m5	0.25	0.25	0.25	0.25	0.25	0.25	0.25
m6	0.5	0.5	0.5	0.5	0.5	0.5	0.5
m7	0.5	0.5	0.5	0.5	0.5	0.5	0.5
m8	2	2	2	2	2	2	2
m9	0.5	0.5	0.5	0.5	0.5	0.5	0.5
m10	0.5	0.5	0.5	0.5	0.5	0.5	0.5
s1	0.5	0.5	0.5	0.5	0.5	0.25	0.5
s2	0.5	0.5	0.5	0.5	0.5	0.5	0.5
s3	1	1	1	1	1	1	1
s4	0.5	0.5	0.5	0.5	0.5	0.5	0.5
s5	0.5	0.5	0.5	0.5	0.5	0.5	0.5
s6	0.5	0.5	0.5	0.5	0.5	0.5	0.25
s7	0.5	0.5	0.5	0.5	0.5	0.5	0.5

续上表

菌株编号	持续处理 0～28 d 的 MIC（μg/mL）						
	0	3	5	7	14	21	28
s8	0.5	0.5	0.5	0.5	0.5	0.5	0.5
s9	0.5	0.5	0.5	0.5	0.5	0.5	0.5
s10	0.5	0.5	0.5	0.5	0.5	0.5	0.5

表 5-29　猴耳环对经猴耳环（50 μg/mL）联用 VAN（0.12 μg/mL）连续处理细菌的 MIC 数据

菌株编号	持续处理 0～28 d 的 MIC（μg/mL）						
	0	3	5	7	14	21	28
m1	200	200	200	200	200	200	200
m2	200	200	200	200	200	200	200
m3	100	100	100	100	100	100	100
m4	100	100	100	100	100	100	100
m5	100	100	100	100	100	100	100
m6	100	100	100	100	100	100	100
m7	200	200	200	200	200	200	200
m8	200	200	200	200	200	200	200
m9	200	200	200	200	200	200	200
m10	200	200	200	200	200	200	200
s1	100	100	100	100	100	100	100
s2	100	100	100	100	100	100	100
s3	100	100	100	100	100	100	100
s4	200	200	200	200	200	200	200
s5	200	200	200	200	200	200	200
s6	100	100	100	100	100	100	100
s7	200	200	200	200	200	200	200
s8	200	200	200	200	200	200	200
s9	100	100	100	100	100	100	100
s10	200	200	200	200	200	200	200

表 5-30 VAN 对经猴耳环 (100 µg/mL) 联用 VAN (0.12 µg/mL) 连续处理细菌的 *MIC* 数据

菌株编号	持续处理 0～28 d 的 *MIC*（µg/mL）						
	0	3	5	7	14	21	28
m1	1	1	1	1	1	1	1
m2	0.5	0.5	0.5	0.5	0.5	0.5	0.5
m3	0.5	0.5	0.5	0.5	0.5	0.5	0.5
m4	1	1	1	1	1	1	1
m5	0.25	0.25	0.25	0.25	0.25	0.25	0.25
m6	0.5	0.5	0.5	0.5	0.5	0.5	0.5
m7	0.5	0.5	0.5	0.5	0.5	0.5	0.5
m8	2	2	2	2	2	2	2
m9	0.5	0.5	0.5	0.5	0.5	0.5	0.5
m10	0.5	0.5	0.5	0.5	0.5	0.5	0.5
s1	0.5	0.5	0.5	0.5	0.5	0.25	0.5
s2	0.5	0.5	0.5	0.5	0.5	0.5	0.5
s3	1	1	1	1	1	1	1
s4	0.5	0.5	0.5	0.5	0.5	0.5	0.5
s5	0.5	0.5	0.5	0.5	0.5	0.5	0.5
s6	0.5	0.5	0.5	0.5	0.5	0.5	0.25
s7	0.5	0.5	0.5	0.5	0.5	0.5	0.5
s8	0.5	0.5	0.5	0.5	1	0.5	0.5
s9	0.5	0.5	0.5	0.5	0.5	0.5	0.5
s10	0.5	0.5	0.5	0.5	0.5	0.5	0.5

表 5-31 猴耳环对经猴耳环 (100 µg/mL) 联用 VAN (0.12 µg/mL) 连续处理细菌的 *MIC* 数据

菌株编号	持续处理 0～28 d 的 *MIC*（µg/mL）						
	0	3	5	7	14	21	28
m1	200	200	200	200	200	200	200
m2	200	200	200	200	200	200	200
m3	100	100	100	100	100	100	100
m4	100	100	100	100	100	100	100
m5	100	100	100	100	100	100	100
m6	100	100	100	100	100	100	100
m7	200	200	200	200	200	200	200

续上表

菌株编号	持续处理0～28 d 的 *MIC*（μg/mL）						
	0	3	5	7	14	21	28
m8	200	200	200	200	200	200	200
m9	200	200	200	200	200	200	200
m10	200	200	200	200	200	200	200
s1	100	100	100	100	100	100	200
s2	100	100	100	100	100	200	100
s3	100	100	100	100	100	200	100
s4	200	200	200	200	200	200	200
s5	200	200	200	200	200	100	100
s6	100	100	100	100	100	100	100
s7	200	200	200	200	200	200	200
s8	200	200	200	200	200	200	200
s9	100	100	100	100	100	100	100
s10	200	200	200	200	200	200	200

如图 5 - 17 所示，与第 0 d 相比，万古霉素（0.12 μg/mL）连续处理 14 d、21 d 和 28 d，万古霉素对 MRSA 和 MSSA 的 *MIC* 均有极显著性差异。连续处理 14 d 使万古霉素对 MRSA 的 MIC_{90} 从 1 μg/mL 上升至 2 μg/mL；连续处理 14 d 使万古霉素对 MSSA 的 MIC_{90} 从 0.5 μg/mL 上升至 1 μg/mL。

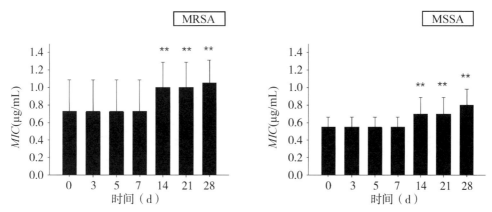

图 5 - 17 万古霉素（0.12 μg/mL）处理的 MRSA 和 MSSA 对万古霉素耐药性的影响（*n*=10）
注：与第 0 d 相比，$^{**}P<0.01$。

如图 5 - 18 所示，与第 0 d 相比，万古霉素（0.12 μg/mL）连续处理 28 d，猴耳环对 MRSA 和 MSSA 的 *MIC* 均无显著性差异。

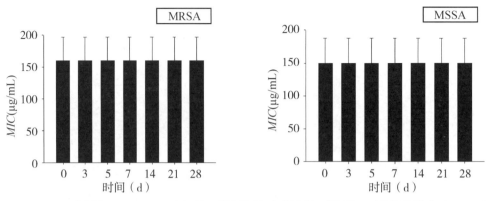

图 5-18　万古霉素（0.12 μg/mL）处理的 MRSA 和 MSSA 对猴耳环耐药性的影响（$n=10$）

如图 5-19 和图 5-20 所示，与第 0 d 相比，50 μg/mL 和 100 μg/mL 的猴耳环联用万古霉素连续处理 28 d，万古霉素对 MRSA 和 MSSA 的 MIC 均无显著性差异。

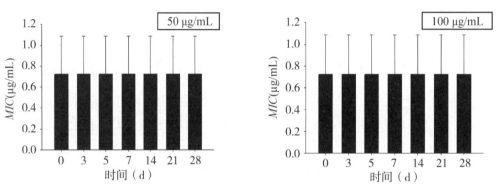

图 5-19　猴耳环联用万古霉素处理的 MRSA 对万古霉素耐药性的影响（$n=10$）

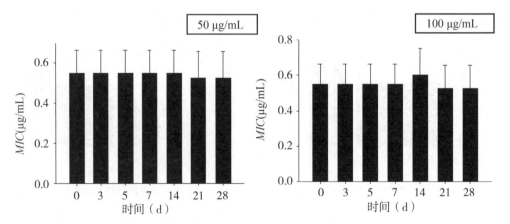

图 5-20　猴耳环联用万古霉素处理的 MSSA 对万古霉素耐药性的影响（$n=10$）

（六）讨论

本节研究表明，低于最低抑菌浓度的青霉素、苯唑西林、氨苄西林、红霉素和万古霉素持续给药诱导细菌对抗生素单一耐药性增强，抗生素连续给药 7 d 后开始增强细菌单一耐药性。

猴耳环联用低剂量青霉素、苯唑西林、氨苄西林和万古霉素持续给药后能有效抑制抗生素持续给药所致细菌的单一耐药性增强，但猴耳环联用红霉素持续给药不能抑制细菌对红霉素单一耐药性增强。

大部分耐药性为多重耐药，单从单一耐药角度评价猴耳环作为抗生素佐剂的潜力是远远不够的。故下一节从猴耳环对多重耐药影响的角度考察猴耳环作为抗生素佐剂的潜力。

第三节　猴耳环持续给药对细菌多重耐药性的影响

【实验材料】

（一）试剂

Mueller-Hinton 培养基（英国 OXOID LTD.），青霉素标准品、苯唑西林标准品、氨苄西林标准品、红霉素标准品、万古霉素标准品（大连美仑生物公司），抗生素药敏试纸（法国梅里埃公司）。

（二）仪器

十万分之一电子分析天平（BP211D，德国 Satorius 公司）；高压高温灭菌锅（GR 60DA）；超声波震荡清洗器（KQ-250DE，昆山超声仪器有限公司）；移液枪（法国 Gilson）；麦氏比浊仪（VITEK 2 DensiCHEK Plus，27208 densitometer densichek kit 220）；麦氏比浊管（法国 Mérieux 公司）；细菌恒温培养箱（HPX-9162MBE 电热恒温培养箱，常州诺基仪器有限公司）；无菌 96 孔板（JET BIOFIL）；90 mm 哥伦比亚血琼脂培养基（43041COLUMBIA 5% SHEEP BL，法国 Mérieux 公司）。

（三）实验菌株

实验所用的临床来源 MRSA 和 MSSA 各 10 株，其中 MRSA 编号 m1 ～ m10，MSSA 编号 s1 ～ s10，s10 为质控菌株 ATCC29213，均由中山大学附属第一医院临床检验科微生物检验室临床收集提供并进行耐药性检测，确认所有菌株的耐药性。

【实验方法】

实验方法参考万古霉素诱导金黄色葡萄球菌产生中介耐药的亚抑菌浓度诱导法，并加以改进[119]。

（一）细菌的复苏与传代

细菌复苏：将接种环高温灭菌，待其冷却后挑取冻存收集的菌株，以平板划线的形式涂布于血琼脂培养基平板上，倒置平放于细菌培养箱，37 ℃培养24 h后，形成可见菌落。

细菌传代：将接种环高温灭菌，待其冷却后从血琼脂培养基中挑取单菌落，以平板划线的形式涂于新的血琼脂培养基上，37 ℃培养24 h形成菌落，待用。

（二）MIC测定

挑取收集菌株用生理盐水调节麦氏比浊至0.5后吸取1 mL加入等体积的不同含药培养基中，37 ℃培养24 h。培养过后的细菌培养液5000 r/min离心10 min，弃上清，用PBS缓冲液冲洗两次，收集菌体。该步骤重复培养30～35代。

配置不同浓度抗生素一次加入96孔板各孔，每孔50 μL。挑取上一步收集的菌体，调麦氏比浊至0.5后用培养基稀释100倍后分别加入96孔板各孔，混匀，37 ℃培养24 h后读取结果，澄清浓度为MIC浓度，记录结果。对每一代的含药培养基诱导的细菌进行MIC测定。

（三）抑菌圈直径测定

按分组药物浓度用培养基倍比稀释，将获得的一系列不同浓度药液，分别加入无菌96孔板各孔，对照孔中加入生理盐水，每孔50 μL。挑取细菌加入生理盐水震荡混匀后调麦氏比浊至0.5，用培养基稀释100倍，加入无菌96孔板各孔，每孔50 μL，最终接种量为1.0×10^6 CFU/mL。混匀后37 ℃培养24 h。培养过后的细菌培养液5000 r/min离心10 min，弃上清，用PBS缓冲液冲洗两次，收集菌体。

挑取收集菌株，用生理盐水调节麦氏比浊至0.5，吸取1 mL加入等体积的不同含药培养基中，37 ℃培养24 h，另外用无菌棉签蘸取菌液，均匀涂布于血琼脂平板表面，贴上抗生素的药敏试纸，倒置，37 ℃培养20 h后测量并记录抑菌圈大小。重复操作培养7代。

【实验结果】

（一）猴耳环持续给药对细菌多重耐药性的影响

如图5-21～图5-24所示，与第0 d相比，猴耳环（50 μg/mL、100 μg/mL）

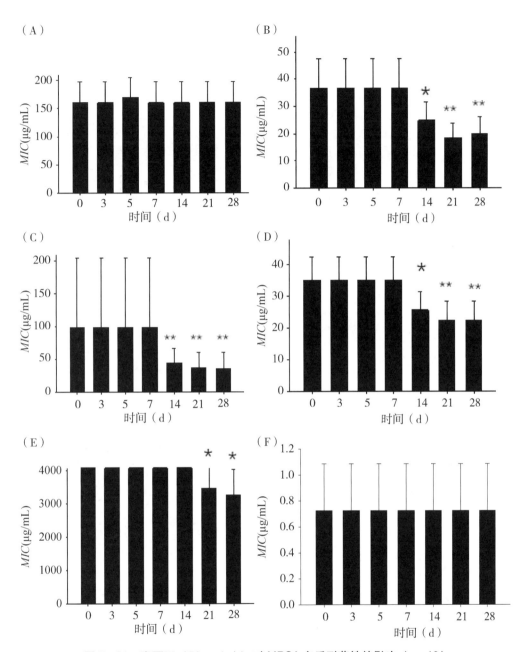

图5-21 猴耳环（50 μg/mL）对MRSA多重耐药性的影响（n=10）

注：（A）～（F）为药物对不同子代细菌的 *MIC*。（A）猴耳环；（B）青霉素；（C）苯唑西林；（D）氨苄西林；（E）红霉素；（F）万古霉素。与第0 d相比，* $P<0.05$；** $P<0.01$。

连续处理 28 d，猴耳环、青霉素、苯唑西林、氨苄西林、红霉素和万古霉素对 MSSA 的 *MIC* 无显著性差异，猴耳环的持续给药不会增强 MSSA 对猴耳环、青霉素、苯唑西林、氨苄西林、红霉素和万古霉素的耐药性；与第 0 d 相比，猴耳环

（50 μg/mL、100 μg/mL）连续处理第 14 d，青霉素、苯唑西林、氨苄西林和红霉素对 MRSA 的 *MIC* 有显著性差异，表明猴耳环能逆转 MRSA 对青霉素、苯唑西林、氨苄西林和红霉素 4 种抗生素的多重耐药性。

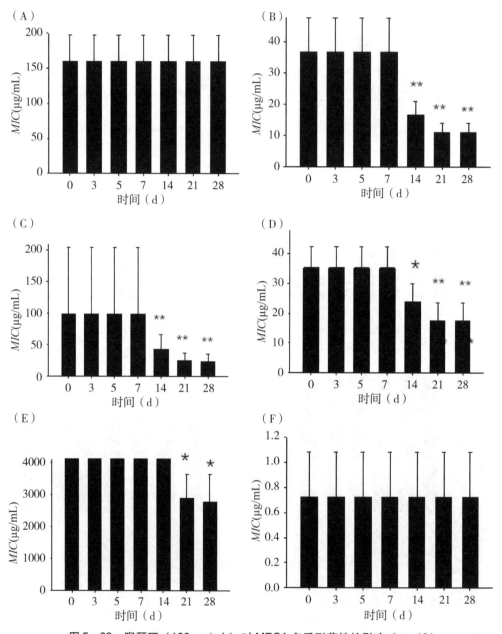

图 5-22 猴耳环（100 μg/mL）对 MRSA 多重耐药性的影响（*n*=10）

注：（A）～（F）为药物对不同子代细菌的 *MIC*。（A）猴耳环；（B）青霉素；（C）苯唑西林；（D）氨苄西林；（E）红霉素；（F）万古霉素。与第 0 d 相比，*P<0.05；**P<0.01。

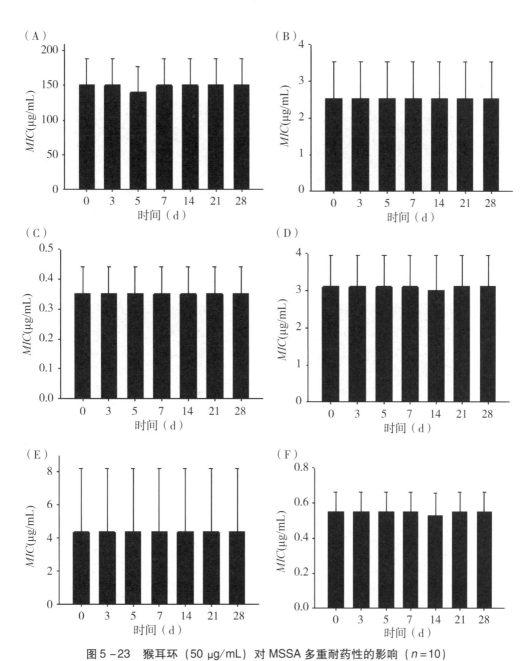

图5-23　猴耳环（50 μg/mL）对 MSSA 多重耐药性的影响（$n=10$）

注：（A）～（F）为药物对不同子代细菌的 *MIC*。（A）猴耳环；（B）青霉素；（C）苯唑西林；（D）氨苄西林；（E）红霉素；（F）万古霉素。

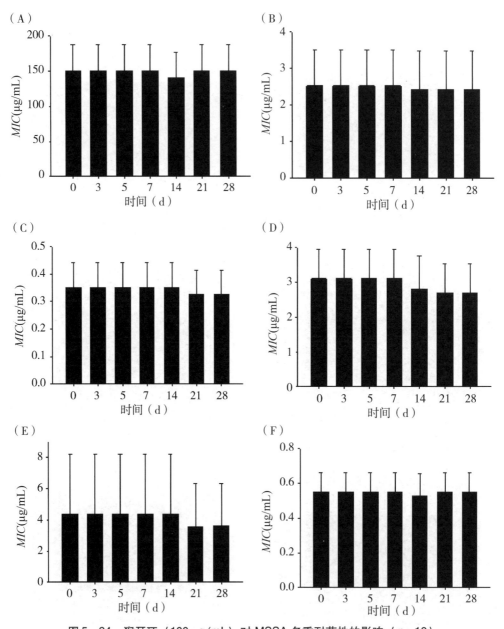

图5-24 猴耳环（100 μg/mL）对MSSA多重耐药性的影响（n=10）

注：（A）～（F）为药物对不同子代细菌的 *MIC*。（A）猴耳环；（B）青霉素；（C）苯唑西林；（D）氨苄西林；（E）红霉素；（F）万古霉素。

（二）猴耳环联用青霉素对细菌多重耐药性的影响

青霉素单用及猴耳环联用青霉素对 MRSA 的多重耐药性的影响结果如图 5 - 25～图 5 - 28 所示。与第 0 d 相比，青霉素（16 μg/mL）连续处理 5 d，青霉素、苯唑西林、氨苄西林试纸对 MRSA 的抑菌圈直径有显著性差异；万古霉素试纸对 MRSA 的抑菌圈直径无显著性差异。表明 16 μg/mL 的青霉素连续处理会加强 MRSA 对青霉素、苯唑西林和氨苄西林的多重耐药性。

与第 0 d 相比，猴耳环（100 μg/mL）联用青霉素（16 μg/mL）连续处理 7 d，青霉素、苯唑西林、氨苄西林、万古霉素对 MRSA 的抑菌圈直径无显著性差异，表明猴耳环能抑制青霉素持续处理所致 MRSA 对青霉素、苯唑西林和氨苄西林的多重耐药性的增强。

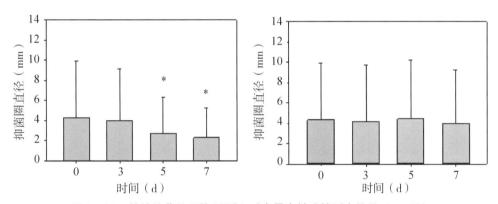

图 5 - 25　持续给药处理的 MRSA 对青霉素敏感性测定结果（n = 10）

注：左：青霉素（16 μg/mL）；右：猴耳环（100 μg/mL）+ 青霉素（16 μg/mL）。与第 0 d 相比，*$P < 0.05$。

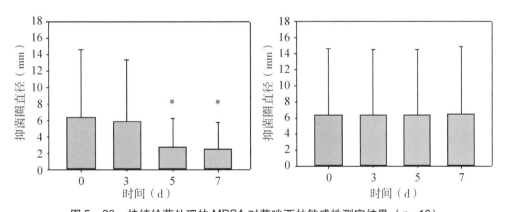

图 5 - 26　持续给药处理的 MRSA 对苯唑西林敏感性测定结果（n = 10）

注：左：青霉素（16 μg/mL）；右：猴耳环（100 μg/mL）+ 青霉素（16 μg/mL）。与第 0 d 相比，*$P < 0.05$。

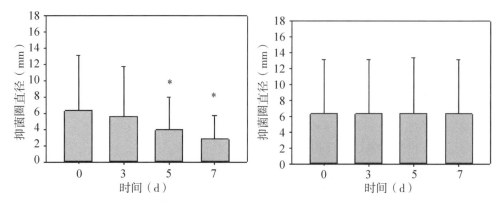

图 5-27　持续给药处理的 MRSA 对氨苄西林敏感性测定结果 （n = 10）

注：左：青霉素 （16 μg/mL）；右：猴耳环 （100 μg/mL） + 青霉素 （16 μg/mL）。与第 0 d 相比，*P < 0.05。

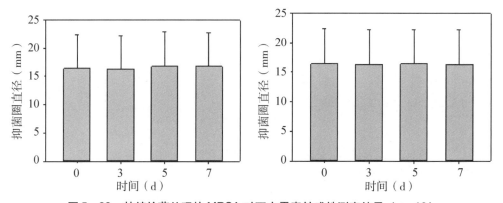

图 5-28　持续给药处理的 MRSA 对万古霉素敏感性测定结果 （n = 10）

注：左：青霉素 （16 μg/mL）；右：猴耳环 （100 μg/mL） + 青霉素 （16 μg/mL）。

青霉素单用及猴耳环联用青霉素对 MSSA 的多重耐药性的影响结果如图 5 - 29 ～ 图 5 - 33 所示。与第 0 d 相比，青霉素 （0.5 μg/mL） 连续处理 5 d，青霉素、苯唑西林、氨苄西林和红霉素试纸对 MSSA 的抑菌圈直径有显著性差异；万古霉素试纸对 MSSA 的抑菌圈直径无显著性差异。表明 0.5 μg/mL 的青霉素连续处理 5 d 会加强 MSSA 对青霉素、苯唑西林、氨苄西林和红霉素的多重耐药性。

与第 0 d 相比，猴耳环 （100 μg/mL） 联用青霉素 （0.5 μg/mL） 连续处理 7 d，青霉素、苯唑西林、氨苄西林、红霉素和万古霉素试纸对 MSSA 的抑菌圈直径无显著性差异，表明猴耳环能抑制青霉素连续处理所致 MSSA 对青霉素、苯唑西林和氨苄西林的多重耐药性的增强。

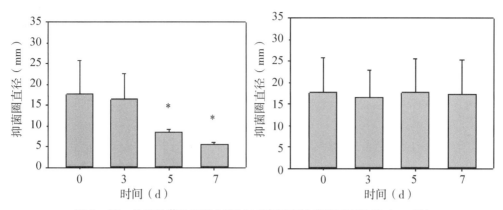

图 5 - 29　持续给药处理的 MSSA 对青霉素敏感性测定结果（*n* = 10）

注：左：青霉素（0.5 μg/mL）；右：猴耳环（100 μg/mL）+青霉素（0.5 μg/mL）。与第 0 d 相比，$^*P < 0.05$。

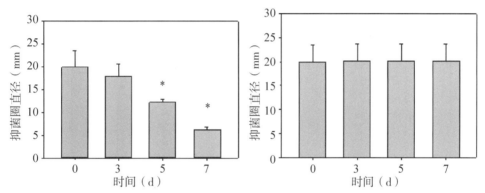

图 5 - 30　持续给药处理的 MSSA 对苯唑西林敏感性测定结果（*n* = 10）

注：左：青霉素（0.5 μg/mL）；右：猴耳环（100 μg/mL）+青霉素（0.5 μg/mL）。与第 0 d 相比，$^*P < 0.05$。

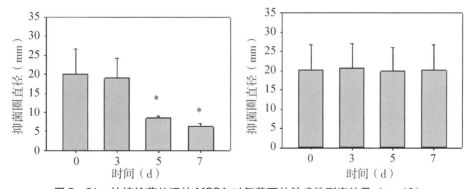

图 5 - 31　持续给药处理的 MSSA 对氨苄西林敏感性测定结果（*n* = 10）

注：左：青霉素（0.5 μg/mL）；右：猴耳环（100 μg/mL）+青霉素（0.5 μg/mL）。与第 0 d 相比，$^*P < 0.05$。

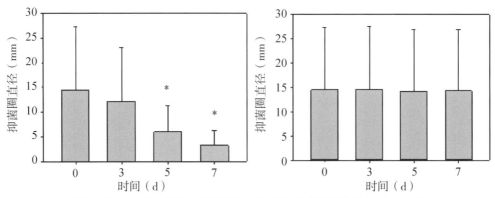

图 5 - 32　持续给药处理的 MSSA 对红霉素敏感性测定结果（n = 10）

注：左：青霉素（0.5 μg/mL）；右：猴耳环（100 μg/mL）＋青霉素（0.5 μg/mL）。与第 0 d 相比，*P < 0.05。

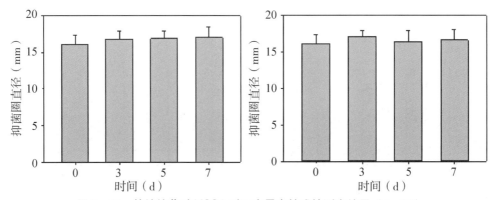

图 5 - 33　持续给药对 MSSA 对万古霉素敏感性测定结果（n = 10）

注：左：青霉素（0.5 μg/mL）；右：猴耳环（100 μg/mL）＋青霉素（0.5 μg/mL）。

（三）猴耳环联用苯唑西林对细菌多重耐药性的影响

苯唑西林单用及猴耳环联用苯唑西林对 MRSA 的多重耐药性的影响结果如图 5 - 34 ～ 图 5 - 38 所示。与第 0 d 相比，苯唑西林（16 μg/mL）连续处理 5 d，青霉素、苯唑西林、氨苄西林试纸对 MRSA 的抑菌圈直径有显著性差异；红霉素、万古霉素试纸对 MRSA 的抑菌圈直径无显著性差异。表明 16 μg/mL 的苯唑西林连续处理会加强 MRSA 对青霉素、苯唑西林和氨苄西林的多重耐药性。

与第 0 d 相比，猴耳环（100 μg/mL）联用苯唑西林（16 μg/mL）连续处理第 5 d、第 7 d，青霉素、苯唑西林、氨苄西林、红霉素对 MRSA 的抑菌圈直径有显著性差异，直径显著增大，表明猴耳环能抑制苯唑西林连续处理所致 MRSA 对上述几种抗生素的多重耐药性的增强，且猴耳环能逆转 MRSA 对红霉素耐药。

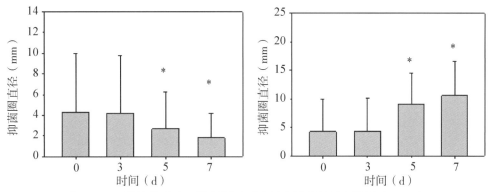

图5-34　持续给药处理的 MRSA 对青霉素敏感性测定结果（$n=10$）

注：左：苯唑西林（16 μg/mL）；右：猴耳环（100 μg/mL）+苯唑西林（16 μg/mL）。与第0 d相比，*$P<0.05$。

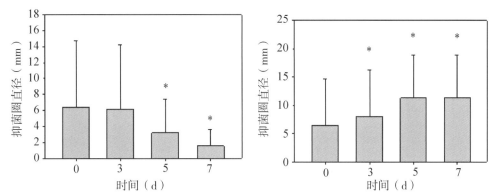

图5-35　持续给药处理的 MRSA 对苯唑西林敏感性测定结果（$n=10$）

注：左：苯唑西林（16 μg/mL）；右：猴耳环（100 μg/mL）+苯唑西林（16 μg/mL）。与第0 d相比，*$P<0.05$。

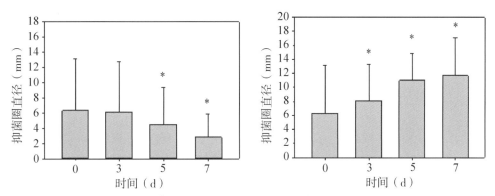

图5-36　持续给药处理的 MRSA 对氨苄西林敏感性测定结果（$n=10$）

注：左：苯唑西林（16 μg/mL）；右：猴耳环（100 μg/mL）+苯唑西林（16 μg/mL）。与第0 d相比，*$P<0.05$。

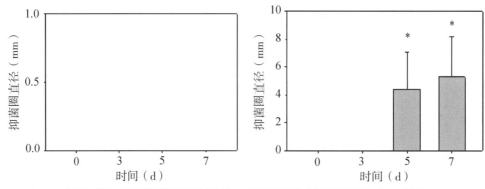

图 5－37　持续给药处理的 MRSA 对红霉素敏感性测定结果（*n*=10）

注：左：苯唑西林（16 μg/mL）；右：猴耳环（100 μg/mL）+ 苯唑西林（16 μg/mL）。与第 0 d 相比，* *P* < 0.05。

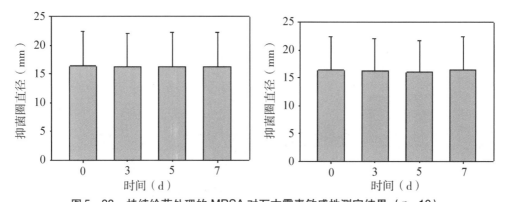

图 5－38　持续给药处理的 MRSA 对万古霉素敏感性测定结果（*n*=10）

注：左：苯唑西林（16 μg/mL）；右：猴耳环（100 μg/mL）+ 苯唑西林（16 μg/mL）。

　　苯唑西林单用及猴耳环联用苯唑西林对 MSSA 的多重耐药性的影响结果如图 5－39～图 5－43 所示。与第 0 d 相比，苯唑西林（0.125 μg/mL）连续处理 5 d 和 7 d，青霉素、苯唑西林、氨苄西林和红霉素试纸对 MRSA 的抑菌圈直径有显著性差异；万古霉素试纸对 MSSA 的抑菌圈直径无显著性差异。表明 0.125 μg/mL 的苯唑西林连续处理会加强 MSSA 对青霉素、苯唑西林、氨苄西林和红霉素的多重耐药性。

　　与第 0 d 相比，猴耳环（100 μg/mL）联用苯唑西林（0.125 μg/mL）连续处理 7 d，青霉素、苯唑西林、氨苄西林、红霉素和万古霉素对 MSSA 的抑菌圈直径无显著性差异，表明猴耳环能抑制苯唑西林连续处理所致 MSSA 对青霉素、苯唑西林和氨苄西林的多重耐药性的增强。

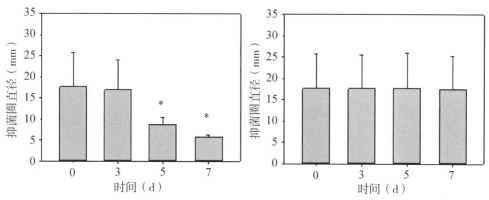

图 5-39 持续给药处理的 MSSA 对青霉素敏感性测定结果 (*n* = 10)

注：左：苯唑西林 (0.125 μg/mL)；右：猴耳环 (100 μg/mL) + 苯唑西林 (0.125 μg/mL)。与第 0 d 相比，$^*P < 0.05$。

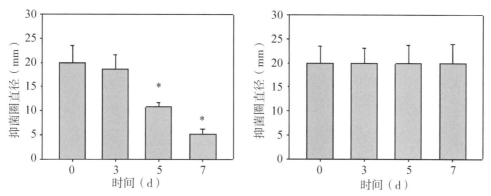

图 5-40 持续给药处理的 MSSA 对苯唑西林敏感性测定结果 (*n* = 10)

注：左：苯唑西林 (0.125 μg/mL)；右：猴耳环 (100 μg/mL) + 苯唑西林 (0.125 μg/mL)。与第 0 d 相比，$^*P < 0.05$。

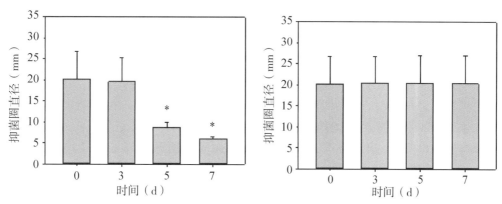

图 5-41 持续给药处理的 MSSA 对氨苄西林敏感性测定结果 (*n* = 10)

注：左：苯唑西林 (0.125 μg/mL)；右：猴耳环 (100 μg/mL) + 苯唑西林 (0.125 μg/mL)。与第 0 d 相比，$^*P < 0.05$。

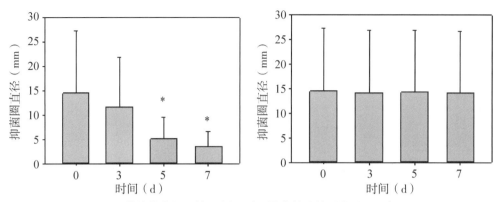

图 5 - 42　持续给药处理的 MSSA 对红霉素敏感性测定结果（n = 10）

注：左：苯唑西林（0.125 μg/mL）；右：猴耳环（100 μg/mL）+ 苯唑西林（0.125 μg/mL）。
与第 0 d 相比，*P < 0.05。

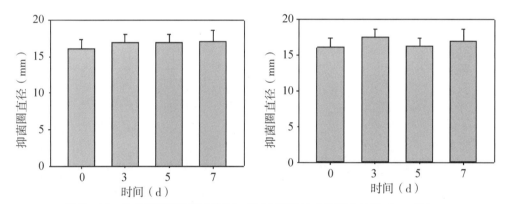

图 5 - 43　持续给药处理的 MSSA 对万古霉素敏感性测定结果（n = 10）

注：左：苯唑西林（0.125 μg/mL）；右：猴耳环（100 μg/mL）+ 苯唑西林（0.125 μg/mL）。

（四）猴耳环联用氨苄西林对细菌多重耐药性的影响

氨苄西林单用及猴耳环联用氨苄西林对 MRSA 的多重耐药性的影响结果如图
5 - 44 ~ 图 5 - 48 所示。与第 0 d 相比，氨苄西林（16 μg/mL）连续处理 5 d，青
霉素、苯唑西林、氨苄西林试纸对 MRSA 的抑菌圈直径有显著性差异；红霉素、万
古霉素试纸对 MRSA 的抑菌圈直径无显著性差异。表明 16 μg/mL 的氨苄连续处理
会加强 MRSA 对青霉素、苯唑西林和氨苄西林的多重耐药性。

与第 0 d 相比，猴耳环（100 μg/mL）联用氨苄西林（16 μg/mL）连续处理
5 d、7 d，青霉素、苯唑西林、氨苄西林、红霉素对 MRSA 抑菌圈直径有显著性差
异，抑菌圈直径显著增大，表明猴耳环能抑制氨苄西林持续处理所致 MRSA 对青霉
素、苯唑西林和氨苄西林的多重耐药性的增强，且猴耳环能逆转 MRSA 对红霉素多
重耐药。

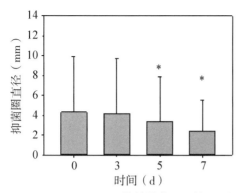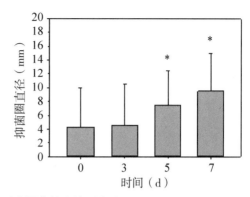

图5-44　持续给药处理的 MRSA 对青霉素敏感性测定结果（n=10）

注：左：氨苄西林（16 μg/mL）；右：猴耳环（100 μg/mL）+ 氨苄西林（16 μg/mL）。与第 0 d 相比，$^*P<0.05$。

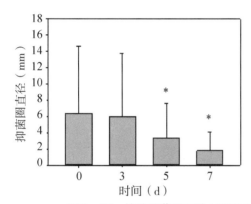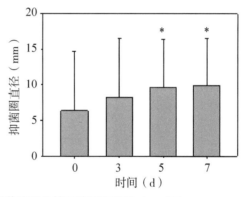

图5-45　持续给药处理的 MRSA 对苯唑西林敏感性测定结果（n=10）

注：左：氨苄西林（16 μg/mL）；右：猴耳环（100 μg/mL）+ 氨苄西林（16 μg/mL）。与第 0 d 相比，$^*P<0.05$。

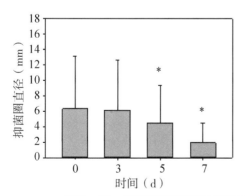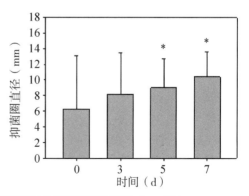

图5-46　持续给药处理的 MRSA 对氨苄西林敏感性测定结果（n=10）

注：左：氨苄西林（16 μg/mL）；右：猴耳环（100 μg/mL）+ 氨苄西林（16 μg/mL）。与第 0 d 相比，$^*P<0.05$。

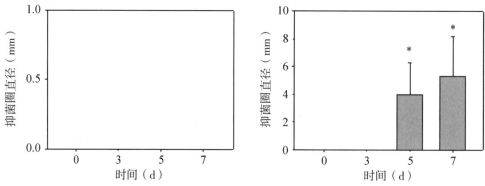

图5-47　持续给药处理的 MRSA 对红霉素敏感性测定结果（n=10）
注：左：氨苄西林（16 μg/mL）；右：猴耳环（100 μg/mL）+ 氨苄西林（16 μg/mL）。与第
0 d 相比，*P<0.05。

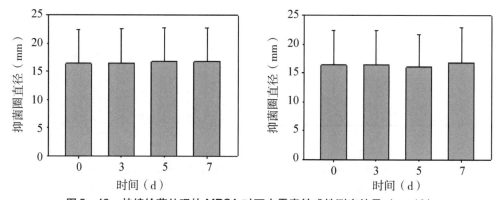

图5-48　持续给药处理的 MRSA 对万古霉素敏感性测定结果（n=10）
注：左：氨苄西林（16 μg/mL）；右：猴耳环（100 μg/mL）+ 氨苄西林（16 μg/mL）。

　　氨苄西林单用及猴耳环联用氨苄西林对 MSSA 的多重耐药性的影响结果如图
5-49～图5-53 所示。与第0 d 相比，氨苄西林（1 μg/mL）连续处理 5 d、7 d，
青霉素、苯唑西林、氨苄西林和红霉素试纸对 MRSA 的抑菌圈直径有显著性差异；
万古霉素试纸对 MSSA 的抑菌圈直径无显著性差异。这表明 1 μg/mL 的苯唑西林连
续处理会加强 MSSA 对上述 4 种抗生素的多重耐药性。

　　与第0 d 相比，猴耳环（100 μg/mL）联用氨苄西林（1 μg/mL）连续处理
7 d，青霉素、苯唑西林、氨苄西林、红霉素和万古霉素对 MSSA 的抑菌圈直径无显
著性差异，表明猴耳环能抑制氨苄西林连续处理所致 MSSA 对青霉素、苯唑西林、
红霉素的多重耐药性的增强。

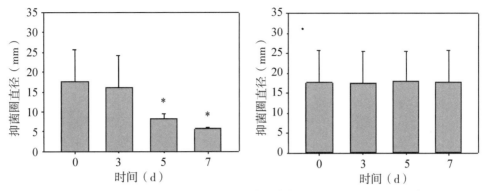

图 5 - 49　持续给药处理的 MSSA 对青霉素敏感性测定结果（n = 10）

　　注：左：氨苄西林（1 μg/mL）；右：猴耳环（100 μg/mL）+ 氨苄西林（1 μg/mL）。与第 0 d 相比，$^*P < 0.05$。

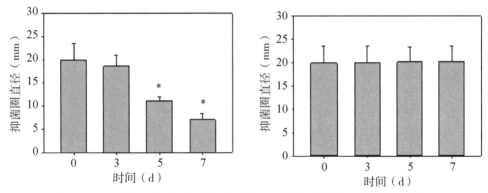

图 5 - 50　持续给药处理的 MSSA 对苯唑西林敏感性测定结果（n = 10）

　　注：左：氨苄西林（1 μg/mL）；右：猴耳环（100 μg/mL）+ 氨苄西林（1 μg/mL）。与第 0 d 相比，$^*P < 0.05$。

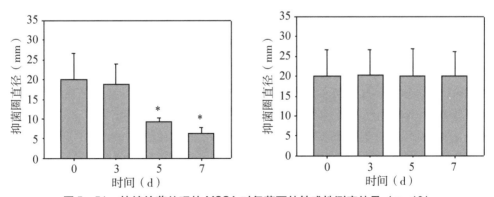

图 5 - 51　持续给药处理的 MSSA 对氨苄西林敏感性测定结果（n = 10）

　　注：左：氨苄西林（1 μg/mL）；右：猴耳环（100 μg/mL）+ 氨苄西林（1 μg/mL）。与第 0 d 相比，$^*P < 0.05$。

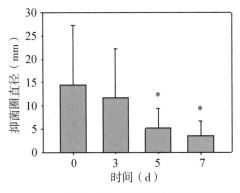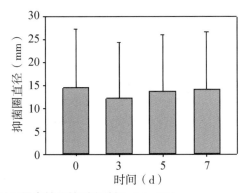

图5-52 持续给药处理的MSSA对红霉素敏感性测定结果（n=10）

注：左：氨苄西林（1 μg/mL）；右：猴耳环（100 μg/mL）+氨苄西林（1 μg/mL）。与第0 d相比，*P<0.05。

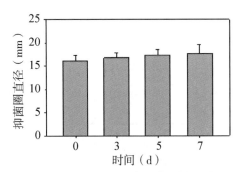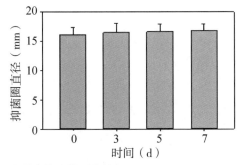

图5-53 持续给药处理的MSSA对万古霉素敏感性测定结果（n=10）

注：左：氨苄西林（1 μg/mL）；右：猴耳环（100 μg/mL）+氨苄西林（1 μg/mL）。

（五）猴耳环联用红霉素对细菌多重耐药性的影响

红霉素单用及猴耳环联用红霉素对MRSA的多重耐药性的影响结果如图5-54～图5-58所示。与第0 d相比，红霉素（2048 μg/mL）连续处理7 d，青霉素、苯唑西林、氨苄西林、红霉素和万古霉素试纸对MRSA的抑菌圈直径无显著性差异，表明2048 μg/mL的红霉素连续处理不会加强MRSA的多重耐药性。

与第0 d相比，猴耳环（100 μg/mL）联用红霉素（2048 μg/mL）连续第5 d、第7 d，青霉素、苯唑西林、氨苄西林、红霉素对MRSA的抑菌圈直径有显著性差异，抑菌圈直径显著增大，表明猴耳环联用红霉素给药能逆转MRSA对青霉素、苯唑西林、氨苄西林和红霉素的多重耐药。

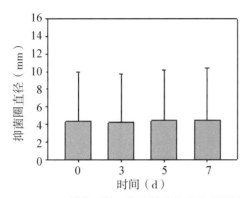
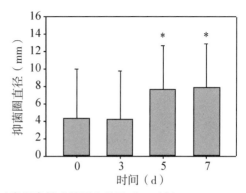

图5-54 持续给药处理的MRSA对青霉素敏感性测定结果（$n=10$）

注：左：红霉素（2048 μg/mL）；右：猴耳环（100 μg/mL）+红霉素（2048 μg/mL）。与第0 d相比，$^*P<0.05$。

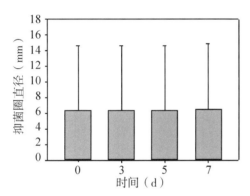
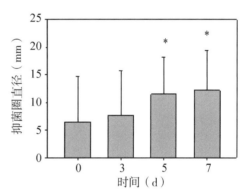

图5-55 持续给药处理的MRSA对苯唑西林敏感性测定结果（$n=10$）

注：左：红霉素（2048 μg/mL）；右：猴耳环（100 μg/mL）+红霉素（2048 μg/mL）。与第0 d相比，$^*P<0.05$。

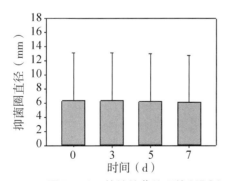
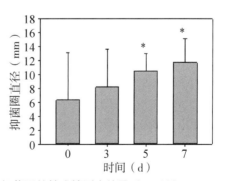

图5-56 持续给药处理的MRSA对氨苄西林敏感性测定结果（$n=10$）

注：左：红霉素（2048 μg/mL）；右：猴耳环（100 μg/mL）+红霉素（2048 μg/mL）。与第0 d相比，$^*P<0.05$。

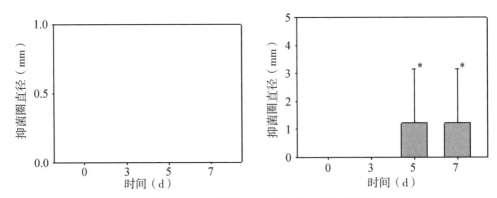

图5-57 持续给药处理的 MRSA 对红霉素敏感性测定结果（$n=10$）

注：左：红霉素（2048 μg/mL）；右：猴耳环（100 μg/mL）+红霉素（2048 μg/mL）。与第 0 d 相比，$^*P<0.05$。

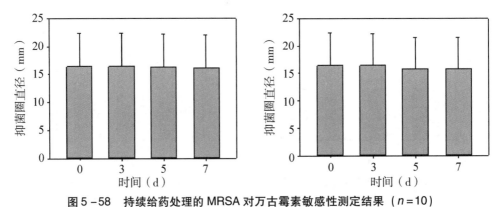

图5-58 持续给药处理的 MRSA 对万古霉素敏感性测定结果（$n=10$）

注：左：红霉素（2048 μg/mL）；右：猴耳环（100 μg/mL）+红霉素（2048 μg/mL）。

红霉素单用及猴耳环联用红霉素对 MSSA 的多重耐药性的影响结果如图5-59～图5-63 所示。与第 0 d 相比，红霉素（0.5 μg/mL）连续处理 5 d 和 7 d，红霉素试纸对 MSSA 的抑菌圈直径有显著性差异；青霉素、苯唑西林、氨苄西林和万古霉素试纸对 MSSA 的抑菌圈直径无显著性差异。这表明 0.5 μg/mL 的红霉素连续处理不会加强 MSSA 对青霉素、苯唑西林、氨苄西林和万古霉素的多重耐药性。

与第 0 d 相比，猴耳环（100 μg/mL）联用红霉素（0.5 μg/mL）连续处理 5 d 和 7 d，红霉素试纸对 MSSA 的抑菌圈直径有显著性差异，表明猴耳环不能抑制红霉素所致 MSSA 耐药性的增强。

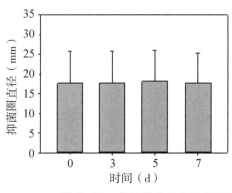
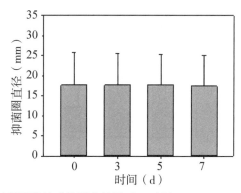

图5-59　持续给药处理的 MSSA 对青霉素敏感性测定结果（n=10）

注：左：红霉素（0.5 μg/mL）；右：猴耳环（100 μg/mL）+红霉素（0.5 μg/mL）。

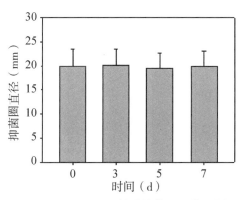
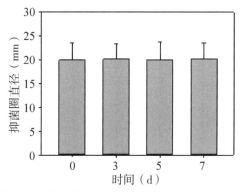

图5-60　持续给药处理的 MSSA 对苯唑西林敏感性测定结果（n=10）

注：左：红霉素（0.5 μg/mL）；右：猴耳环（100 μg/mL）+红霉素（0.5 μg/mL）。

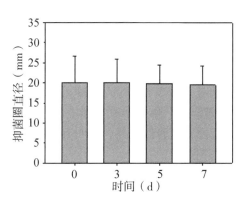
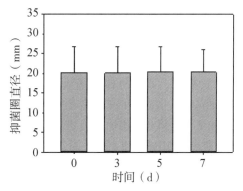

图5-61　持续给药处理的 MSSA 对氨苄西林敏感性测定结果（n=10）

注：左：红霉素（0.5 μg/mL）；右：猴耳环（100 μg/mL）+红霉素（0.5 μg/mL）。

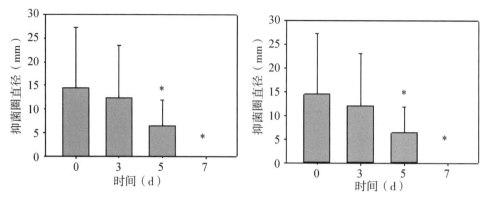

图 5 - 62　持续给药处理的 MSSA 对红霉素敏感性测定结果　(n=10)

注：左：红霉素（0.5 μg/mL）；右：猴耳环（100 μg/mL）+ 红霉素（0.5 μg/mL）。与第 0 d 相比，$^*P < 0.05$。

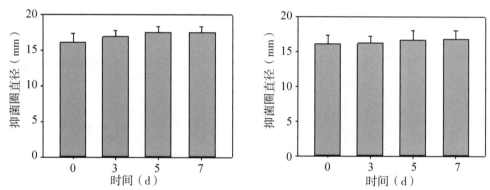

图 5 - 63　持续给药处理的 MSSA 对万古霉素敏感性测定结果　(n=10)

注：左：红霉素（0.5 μg/mL）；右：猴耳环（100 μg/mL）+ 红霉素（0.5 μg/mL）。

（六）猴耳环联用万古霉素对细菌多重耐药性的影响

万古霉素单用及猴耳环联用万古霉素对 MRSA 和 MSSA 的多重耐药性的影响结果如图 5 - 64 ～图 5 - 73 所示。与第 0 d 相比，万古霉素（0.25 μg/mL）连续处理 7 d，青霉素、苯唑西林、氨苄西林和红霉素试纸对 MRSA 和 MSSA 的抑菌圈直径无显著性差异，表明万古霉素不会诱导 MRSA 和 MSSA 产生多重耐药性；连续处理 5 d 和 7 d 与第 0 d 相比，万古霉素试纸抑菌圈直径有显著性差异，表明万古霉素持续处理增强 MRSA 和 MSSA 对万古霉素的单一耐药性。

猴耳环（100 μg/mL）联用万古霉素（0.25 μg/mL），与第 0 d 相比，连续处理 5 d 和 7 d，青霉素、苯唑西林、氨苄西林和红霉素试纸对 MRSA 的抑菌圈直径有显著性差异，抑菌圈直径显著增大，表明猴耳环和万古霉素联合用药能逆转 MRSA 对这青霉素、苯唑西林、氨苄西林和红霉素的多重耐药性。

猴耳环（100 μg/mL）联用万古霉素（0.25 μg/mL），与第 0 d 相比，连续处理 5 d 和 7 d，万古霉素试纸对 MRSA 和 MSSA 的抑菌圈直径无显著性差异，表明药物联用能有效抑制万古霉素连续处理所致 MRSA 和 MSSA 对万古霉素耐药性的增强。

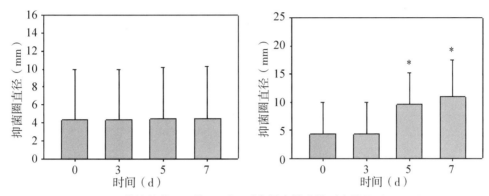

图 5 -64　持续给药处理的 MRSA 对青霉素敏感性测定结果（n = 10）

注：左：万古霉素（0.25 μg/mL）；右：猴耳环（100 μg/mL）＋万古霉素（0.25 μg/mL）。与第 0 d 相比，$^*P < 0.05$。

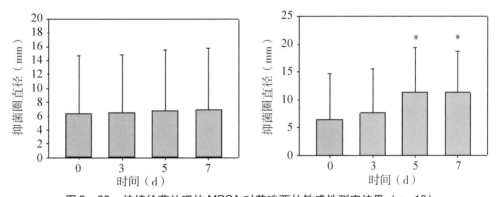

图 5 -65　持续给药处理的 MRSA 对苯唑西林敏感性测定结果（n = 10）

注：左：万古霉素（0.25 μg/mL）；右：猴耳环（100 μg/mL）＋万古霉素（0.25 μg/mL）。与第 0 d 相比，$^*P < 0.05$。

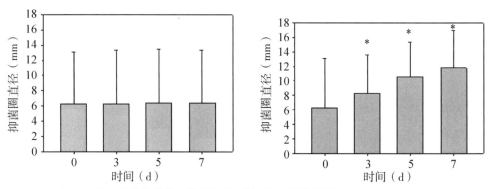

图5-66 持续给药处理的 MRSA 对氨苄西林敏感性测定结果（n=10）

注：左：万古霉素（0.25 μg/mL）；右：猴耳环（100 μg/mL）+万古霉素（0.25 μg/mL）。与第0 d 相比,*P<0.05。

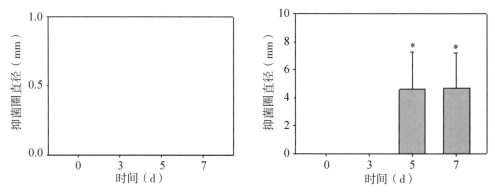

图5-67 持续给药处理的 MRSA 对红霉素敏感性测定结果（n=10）

注：左：万古霉素（0.25 μg/mL）；右：猴耳环（100 μg/mL）+万古霉素（0.25 μg/mL）。与第0 d 相比,*P<0.05。

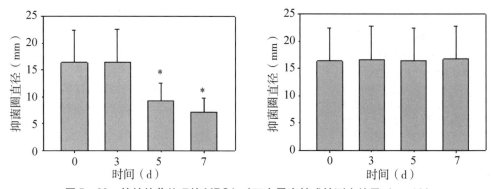

图5-68 持续给药处理的 MRSA 对万古霉素敏感性测定结果（n=10）

注：左：万古霉素（0.25 μg/mL）；右：猴耳环（100 μg/mL）+万古霉素（0.25 μg/mL）。与第0 d 相比,*P<0.05。

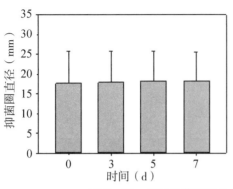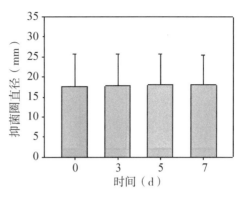

图 5-69 持续给药处理的 MSSA 对青霉素敏感性测定结果

注：左：万古霉素（0.25 μg/mL）；右：猴耳环（100 μg/mL）+万古霉素（0.25 μg/mL）。

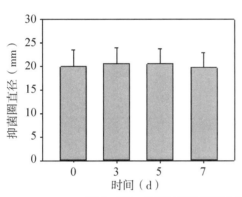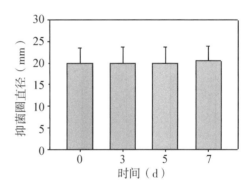

图 5-70 持续给药处理的 MSSA 对苯唑西林敏感性测定结果

注：左：万古霉素（0.25 μg/mL）；右：猴耳环（100 μg/mL）+万古霉素（0.25 μg/mL）。

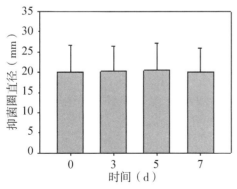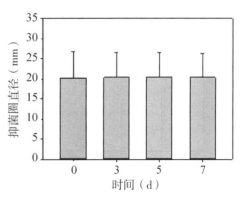

图 5-71 持续给药处理的 MSSA 对氨苄西林敏感性测定结果

注：左：万古霉素（0.25 μg/mL）；右：猴耳环（100 μg/mL）+万古霉素（0.25 μg/mL）。

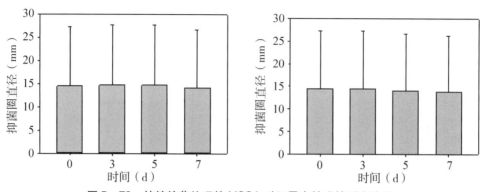

图 5－72　持续给药处理的 MSSA 对红霉素敏感性测定结果

注：左：万古霉素（0.25 μg/mL）；右：猴耳环（100 μg/mL）＋万古霉素（0.25 μg/mL）。

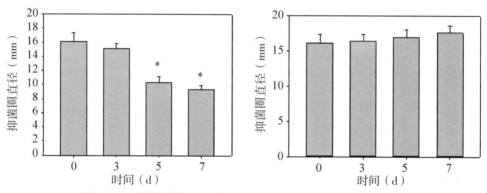

图 5－73　持续给药处理的 MSSA 对万古霉素敏感性测定结果

注：左：万古霉素（0.25 μg/mL）；右：猴耳环（100 μg/mL）＋万古霉素（0.25 μg/mL）。与第 0 d 相比，$^*P < 0.05$。

（七）讨论

基于猴耳环作为抗生素佐剂持续给药的设计思路，我们设计猴耳环与多种抗生素联用，考察药物联用对 MSSA 和 MRSA 耐药性的影响，检测持续用药后不同菌株药敏结果的变化。

猴耳环持续给药不会增强细菌对实验所选 5 种抗生素的耐药性；EGCg 在高浓度时持续给药会引起细菌耐药性的增强，与文献报道一致；但猴耳环中所含浓度相同的 EGCg 持续给药不会增强细菌的耐药性。此外，猴耳环中含量较多的两种化合物 TG 和 EGC 在猴耳环中所含浓度下不会增强细菌的耐药性。这提示混合物猴耳环的持续给药在保证药效的前提下，能有效避免单一化合物持续给药造成的细菌耐药性增强的风险。

猴耳环联用 β－内酰胺类抗生素能抑制 MSSA 对 β－内酰胺类抗生素和红霉素产生多重耐药性；联用万古霉素抑制 MSSA 对万古霉素产生单一耐药性；不能抑制

红霉素所致 MSSA 的红霉素单一耐药性。

猴耳环联用 β – 内酰胺类抗生素能逆转 MRSA 对 β – 内酰胺类抗生素和红霉素耐药性，联用万古霉素抑制 MRSA 对万古霉素产生单一耐药性，并且能降低 MRSA 对其他抗生素的多重耐药性。联用红霉素能降低 MRSA 对青霉素、苯唑西林和氨苄西林的多重耐药性。

MRSA 含有 mecA 基因，该基因编码 PBP2a 蛋白导致 MRSA 对 β – 内酰胺类抗生素耐药[120-123]；MSSA 中不含有这段基因。猴耳环对耐药细菌 MRSA 的耐药性有进一步的逆转作用；并且猴耳环能增强 MRSA 对 β – 内酰胺类抗生素的敏感性，提示猴耳环抑制和逆转耐药作用机制可能与抑制 mecA 基因—PBP2a 蛋白通路有关。

诱导 MSSA 的 50s 核糖体蛋白变异是红霉素诱导 MSSA 对红霉素耐药的主要原因之一[124-125]。猴耳环不能抑制红霉素诱导细菌对自身产生的单一耐药性，提示猴耳环逆转细菌红霉素的耐药性可能与该机制无关。其他抗生素主要通过上调细菌中抗生素水解酶的表达[126]和增强细菌外排泵功能两个方面诱导 MSSA 对红霉素产生交叉耐药，外排泵功能一般与细菌的多重耐药有关[127-129]。猴耳环对细菌多重耐药有逆转作用，提示猴耳环逆转细菌耐药可能与抑制细菌抗生素外排泵有关。

第四节　本章小结

抗生素持续给药诱导 MSSA 对抗生素产生单一耐药，导致抗生素药效的降低甚至失效，5 种抗生素持续给药都会引起细菌单一耐药性增强，抗生素连续给药 7 d 后会开始增强细菌单一耐药性，抗生素连续给药 14 d 使 MIC_{90} 上升 100%。猴耳环作为抗生素佐剂联合用药抗 MSSA 应用能抑制抗生素诱导的单一耐药性，猴耳环联合用药持续给药抑制青霉素、苯唑西林、氨苄西林和万古霉素诱导的细菌单一耐药性增强；但是，猴耳环无法抑制红霉素诱导的单一耐药性。

猴耳环持续给药不会导致细菌产生单一和多重耐药性增强，并且猴耳环联用抗生素持续给药抑制青霉素、苯唑西林、氨苄西林和万古霉素诱导的 MRSA 单一耐药性增强，联合用药能有效逆转 MRSA 对抗生素的单一耐药性。

抗生素诱导不仅使 MRSA 和 MSSA 产生对其本身的单一耐药性，研究还表明抗生素药物的持续给药还能增强 MRSA 和 MSSA 对多种抗生素的多重耐药性。MSSA 多重耐药性的研究结果表明，猴耳环联用 β – 内酰胺类抗生素能抑制细菌对 β 内酰胺类抗生素和红霉素产生多重耐药性；万古霉素不会诱导 MSSA 产生多重耐药，猴耳环能抑制万古霉素持续给药所致 MSSA 的单一耐药性增强。

MRSA 多重耐药的研究表明，猴耳环联用 β – 内酰胺类抗生素能逆转 MRSA 对 β 内酰胺类抗生素和红霉素的多重耐药性；猴耳环联用万古霉素抑制 MRSA 对万古霉素产生单一耐药，并且降低 MRSA 对其他抗生素的多重耐药性。猴耳环联用红霉素能降低 MRSA 对其他抗生素的多重耐药性。

综上所述，猴耳环作为抗生素佐剂联用抗生素能抑制敏感 MSSA 单一耐药性和多重耐药性的产生，逆转耐药细菌 MRSA 的单一耐药性和多重耐药性。研究表明，猴耳环对耐药细菌 MRSA 的耐药性表现为逆转作用，对敏感细菌 MSSA 耐药性表现为抑制作用。MRSA 和 MSSA 的结构差异为是否含有 mecA 基因[130]，mecA 基因编码 PBP2a 蛋白能导致细菌对 β – 内酰胺类抗生素耐药[124]，提示猴耳环逆转 MRSA 对 β – 内酰胺类抗生素耐药可能与 mecA – PBP2a 通路有关。此外，猴耳环对红霉素持续给药所致单一耐药性无抑制作用，对其他抗生素所致细菌对红霉素的交叉耐药有抑制作用。其他抗生素诱导的红霉素耐药可能原因有两种：上调抗生素水解酶和上调细菌外排泵功能[125]。细菌外排泵功能导致细菌产生多重耐药[129]。所以，下一章研究内容将从上述几个方面对猴耳环逆转耐药机制进行研究，以阐明猴耳环逆转细菌耐药的作用机制。

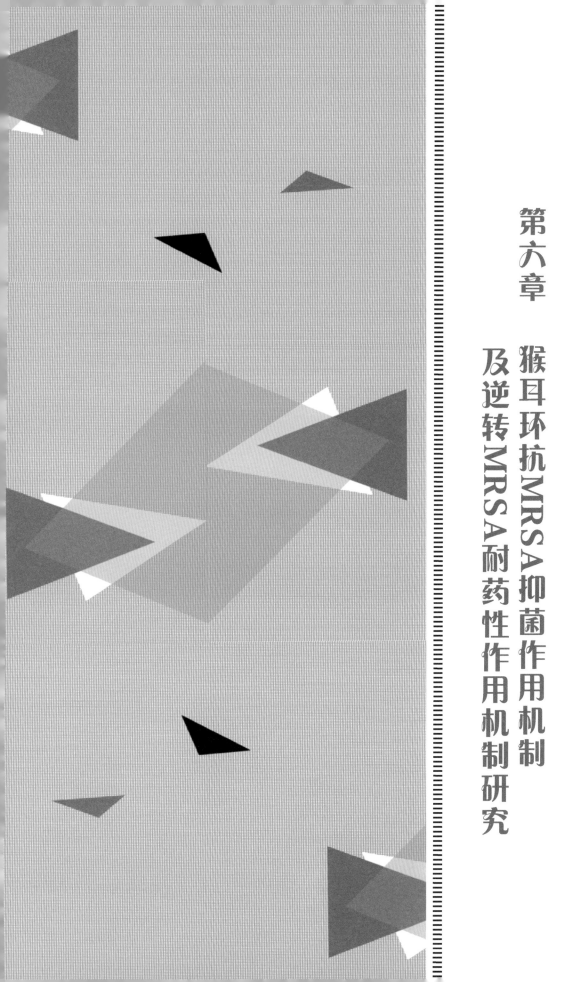

第六章

猴耳环抗MRSA抑菌作用机制及逆转MRSA耐药性作用机制研究

第一节　概　　述

　　猴耳环具有显著的抗生素增效作用，且猴耳环能逆转或抑制细菌耐药性的产生，但猴耳环逆转耐药作用机制尚未明确。本章内容对猴耳环逆转 MRSA 耐药性作用机制进行研究，包括：①研究猴耳环对 MRSA 耐药机制的影响，确定猴耳环可能作用的逆转机制。电子显微镜观察猴耳环对细菌结构的影响初步确定猴耳环作用位点，Western Blot 确定猴耳环对靶点蛋白的影响作用，PCR 确定猴耳环对靶点蛋白表达体系的影响。②研究猴耳环对细菌抗生素外排泵作用的影响，利用溴化乙锭外排模型和 PCR 等方法研究猴耳环逆转细菌多重耐药的机制。

第二节　猴耳环抗 MRSA 抑菌作用机制

一、猴耳环对细菌细胞壁结构的影响

　　PBP2a 蛋白参与细胞壁肽聚糖合成，与细菌细胞壁合成相关。用透射电子显微镜（transmission electron microscope，TEM）观察不同浓度药物处理后猴耳环对细菌形态、结构的影响，是探讨猴耳环作用机制的一种方法。观察猴耳环对细菌细胞壁、细胞膜的生理变化的影响，观察猴耳环造成的机械性损伤，从细胞结构水平初步确定药物的作用位点。

【实验材料】

（一）试剂

Mueller-Hinton 培养基（英国 OXOID LTD.）。

（二）仪器

透射电子显微镜（JEM-100CX-Ⅱ，日本电子公司）；超薄样本切片机（2088-

020，LKB 公司）；酶标仪（Multiskan FC，Thermo Scientific 公司）；超速冷冻离心机（5430R，德国 Eppendorf 公司）；十万分之一电子分析天平（BP211D，德国 Satorius 公司）；高压高温灭菌锅（GR 60DA）；超声波震荡清洗器（KQ-250DE，昆山超声仪器有限公司）；移液枪（法国 Gilson）；麦氏比浊仪（VITEK 2 DensiCHEK Plus，27208 densitometer densichek kit 220）；麦氏比浊管（法国 Mérieux 公司）；细菌恒温培养箱（HPX-9162MBE 电热恒温培养箱，常州诺基仪器有限公司）；无菌 96 孔板，无菌 8 孔板（JET BIOFIL）；90 mm 哥伦比亚血琼脂培养基（43041COLUMBIA 5% SHEEP BL，法国 Mérieux 公司）；麦氏比浊管（法国 Mérieux 公司）。

（三）实验菌株

实验所用的临床来源院内感染 MRSA 和社区感染 MRSA 各一株，均由中山大学附属第一医院临床检验科微生物检验室临床收集提供并进行耐药性检测，确认菌株的耐药性。

【实验方法】

（一）细菌的复苏与传代

细菌复苏：将接种环高温灭菌，待其冷却后挑取冻存收集的菌株，以平板划线的形式涂布于血琼脂培养基平板上，倒置平放于细菌培养箱，37 ℃培养 24 h 后，形成可见菌落。

细菌传代：将接种环高温灭菌，待其冷却后从血琼脂培养基中挑取单菌落，以平板划线的形式涂于新的血琼脂培养基上，37 ℃培养 24 h 形成菌落，待用。

（二）样本固定与观察

样本处理：取细菌单菌落，加入无菌生理盐水调节麦氏比浊至 0.5，加入 1 mL 菌液至 8 孔无菌板中；并加入 1 mL 最终浓度为 $1/2$ MIC、$1/4$ MIC、$1/8$ MIC 的猴耳环，空白组中加入等体积生理盐水，37 ℃培养，于加药后 24 h 将菌液 5000 r/min 离心 15 min，弃上清液，用 PBS 缓冲液冲洗 3 次离心收集菌体。

样本前固定：将上述收集的菌体用磷酸缓冲液重新悬浮，转入 1.5 mL 体积的离心管，5000 r/min 离心 15 min，收集沉淀后，加入 2.5% 戊二醛 1 mL，轻微震荡，混匀，使菌体重悬于固定液中，4 ℃，2 h 固定。

生物样本后期按顺序所进行的漂洗、后固定、漂洗、脱水、浸透、包埋及超薄切片均在中山大学生命科学学院透射电镜研究室进行。

【实验结果】

如图6-1所示，正常生长的 MRSA 菌体为结构完整的球形，细胞壁和细胞膜结构清晰、界限分明，细胞内容物充实，细菌形态饱和。低倍镜观察时视野中菌体数量较多，分布无规律。给药组在低倍镜视野下发现结构被破坏的细菌数量与药物的浓度呈正相关，在猴耳环浓度为 25 μg/mL 时，细菌细胞发生形变，细胞壁结构部分分离，并且发生溶解，界限模糊，细胞质溢出。在猴耳环浓度为 50 μg/mL 时以上情况更加明显。猴耳环浓度为 100 μg/mL 时，高倍镜视野中发现菌体细胞壁结构被完全破坏、细胞质完全溢出的情况。TEM 观察的结果表明猴耳环能破坏细菌细胞壁结构，MRSA 的抑菌机制可能与破坏细菌细胞壁结构有关。

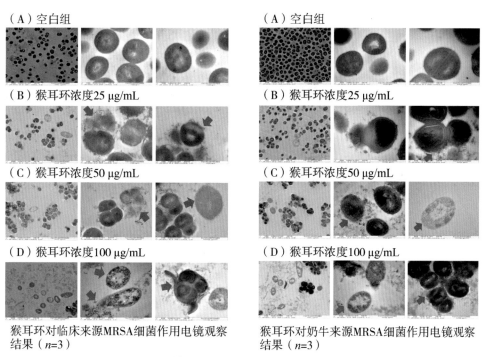

（A）空白组　　　　　　　　　　（A）空白组

（B）猴耳环浓度25 μg/mL　　　　（B）猴耳环浓度25 μg/mL

（C）猴耳环浓度50 μg/mL　　　　（C）猴耳环浓度50 μg/mL

（D）猴耳环浓度100 μg/mL　　　　（D）猴耳环浓度100 μg/mL

猴耳环对临床来源MRSA细菌作用电镜观察结果（n=3）　　　猴耳环对奶牛来源MRSA细菌作用电镜观察结果（n=3）

图6-1　不同浓度药物处理的 MRSA 菌透射电子显微镜观察结果

猴耳环能破坏 MRSA 细菌细胞壁结构，使细菌细胞壁发生破裂，提示猴耳环对 MRSA 的作用位点可能与细菌细胞壁有关。MRSA 的细菌细胞壁主要成分为肽聚糖，下一步的研究应考察猴耳环药效和肽聚糖含量之间的关系，确定猴耳环的作用强度是否与细胞肽聚糖含量相关。

二、肽聚糖含量对猴耳环作用效果的影响

透射电镜结果证明，猴耳环能影响细菌细胞壁结构，MRSA 细胞壁的主要成分为细胞壁肽聚糖（PGN），同时，PBP2a 蛋白是细胞壁肽聚糖的组成结构。本实验着重研究猴耳环的抑菌活性与肽聚糖含量的关系，进一步明确猴耳环的作用机制是否与 PBP2a 蛋白有关。

【实验材料】

（一）试剂

Mueller-Hinton 培养基（英国 OXOID LTD.）、金黄色葡萄球菌肽聚糖（Sigma）。

（二）仪器

十万分之一电子分析天平（BP211D，德国 Satorius 公司）；高压高温灭菌锅（GR 60DA）；超声波震荡清洗器（KQ-250DE，昆山超声仪器有限公司）；移液枪（法国 Gilson）；麦氏比浊仪（VITEK 2 DensiCHEK Plus，27208 densitometer densichek kit 220）；麦氏比浊管（法国 Mérieux 公司）；细菌恒温培养箱（HPX-9162MBE 电热恒温培养箱，常州诺基仪器有限公司）；无菌96孔板（JET BIOFIL）；90 mm 哥伦比亚血琼脂培养基（43041COLUMBIA 5% SHEEP BL，法国 Mérieux 公司）。

（三）实验菌株

实验所用的临床来源 MRSA，均由中山大学附属第一医院临床检验科微生物检验室临床收集提供并进行耐药性检测，确认所有菌株的耐药性。

【实验方法】

（一）细菌的复苏与传代

细菌复苏：将接种环高温灭菌，待其冷却后挑取冻存收集的菌株，以平板划线的形式涂布于血琼脂培养基上，倒置平放于细菌培养箱，37 ℃培养24 h后，形成可见菌落。

细菌传代：将接种环高温灭菌，待其冷却后从血琼脂培养基中挑取单菌落，以平板划线的形式涂于新的血琼脂培养基上，37 ℃培养24 h形成菌落，待用。

（二）不同浓度肽聚糖体系构建

将猴耳环分别加入无菌 96 孔板各孔，每孔 25 μL；将金黄色葡萄球菌肽聚糖用培养基倍比稀释，将获得的一系列不同浓度药液按次序分别加入无菌 96 孔板各孔与猴耳环混匀，每孔 25 μL，对照孔中加入生理盐水，每孔 50 μL。挑取细菌加入生理盐水震荡混匀后调麦氏比浊至 0.5，后用培养基稀释 100 倍，加入无菌 96 孔板各孔，每孔 50 μL，最终接种量为 1.0×10^6 CFU/mL。混匀后 37 ℃培养 20 h 后在 OD_{600} 检测培养液吸光度。

【实验结果】

如图 6-2 所示，不给药组只加入 PGN，细菌生长数量无显著性差异，表明 PGN 不会影响细菌生长。在给药组中，与不加入 PGN 的对照组相比，加入 12.5 μg/mL 的 PGN，细菌数量有显著性差异，表明 PGN 会影响猴耳环的抑菌活性。PGN 浓度对猴耳环药效呈负相关，PGN 浓度越高，猴耳环抑菌活性越弱，表明 PGN 可能通过与猴耳环结合，影响猴耳环药效。

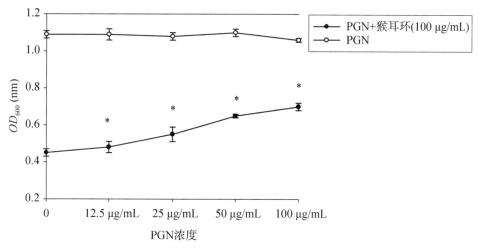

图 6-2　不同浓度肽聚糖对猴耳环抗 MRSA 药效的影响

注：与 0 μg/mL 相比，$^*P < 0.05$。

肽聚糖含量不同会影响猴耳环的抑菌活性，提示猴耳环能与肽聚糖相互作用。PBP2a 蛋白是 MRSA 肽聚糖组成的重要结构[132]，与 MRSA 对 β-内酰胺类抗生素耐药相关。猴耳环的作用与细菌肽聚糖有关，这进一步确认了猴耳环的逆转细菌耐药机制可能与 PBP2a 蛋白有关。

第三节　猴耳环对 β - 内酰胺类抗生素增效作用机制

一、猴耳环对 β - 内酰胺酶活性的影响

【实验材料】

（一）试剂

Mueller-Hinton 培养基（英国 OXOID LTD.），头孢硝噻吩、他唑巴坦由中山大学附属第一医院检验科微生物室提供。

（二）仪器

十万分之一电子分析天平（BP211D，德国 Satorius 公司）；高压高温灭菌锅（GR 60DA）；超声波震荡清洗器（KQ-250DE，昆山超声仪器有限公司）；移液枪（法国 Gilson）；麦氏比浊仪（VITEK 2 DensiCHEK Plus，27208 densitometer densichek kit 220）；麦氏比浊管（法国 Mérieux 公司）；细菌恒温培养箱（HPX-9162MBE 电热恒温培养箱，常州诺基仪器有限公司）；无菌 96 孔板（JET BIOFIL）；90 mm 哥伦比亚血琼脂培养基（43041COLUMBIA 5% SHEEP BL，法国 Mérieux 公司）。

（三）实验菌株

实验所用的临床来源 MRSA，均由中山大学附属第一医院临床检验科微生物检验室临床收集提供并进行耐药性检测，确认所有菌株的耐药性。

【实验方法】

（一）细菌的复苏与传代

细菌复苏：将接种环高温灭菌，待其冷却后挑取冻存收集的菌株，以平板划线的形式涂布于血琼脂培养基平板上，倒置平放于细菌培养箱，37 ℃培养 24 h 后，形成可见菌落生长。

细菌传代：将接种环高温灭菌，待其冷却后从血琼脂培养基中挑取单菌落，以

平板划线的形式涂于新的血琼脂培养基上，37 ℃培养 24 h 形成菌落，待用。

（二）药物细菌共培养

将 4 个猴耳环药物浓度组、他唑巴坦阳性对照组及空白对照组与 MRSA 共同 37 ℃ 培养 24 h 后各组加入头孢硝噻吩共培养 2 h，490 nm 检测各组吸光度，考察猴耳环和对照药物对细菌 β - 内酰胺酶活性的影响。

【实验结果】

如图 6 - 3 所示，与空白组相比，他唑巴坦（64 µg/mL）对 MRSA 中 β - 内酰胺酶活性的影响有显著性差异，表明他唑巴坦能显著抑制 β - 内酰胺酶活性。与空白组相比，不同浓度的猴耳环对 β - 内酰胺酶活性的影响无显著差异，表明猴耳环对 β - 内酰胺酶的活性无影响。

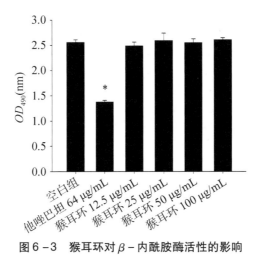

图 6 - 3　猴耳环对 β - 内酰胺酶活性的影响

注：*与空白组相比，$P < 0.05$。

产 β - 内酰胺酶是金黄色葡萄球菌对 β - 内酰胺类抗生素耐药的主要作用机制之一[131]。猴耳环对 β - 内酰胺酶活性无抑制作用，提示猴耳环逆转 MRSA 耐药的作用与 β - 内酰胺酶无关。青霉素结合蛋白（PBP）结构变异产生与 β - 内酰胺类抗生素亲和力弱的 PBP2a 蛋白，降低抗生素抑菌活性是金黄色葡萄球菌对 β - 内酰胺类抗生素耐药的另外一个主要耐药机制。有必要开展猴耳环对 PBP2a 蛋白作用的研究。

二、猴耳环对 MRSA 中 PBP2a 蛋白表达的影响

PBP2a 蛋白是 MRSA 耐药的重要靶点之一，其分子量为 78 kDa，具有 PBPs 转

肽酶活性，它与 β-内酰胺类抗生素的亲和力较差，在 MRSA 中可代替其他 PBPs 蛋白完成细菌细胞壁的合成。

【实验材料】

（一）试剂

Mueller-Hinton 培养基（英国 OXOID LTD.）、蛋白裂解液（Sigma 公司）、western blot 一抗及二抗抗体（Sigma 公司）。

（二）仪器

十万分之一电子分析天平（BP211D，德国 Satorius 公司）；高压高温灭菌锅（GR 60DA）；超声波震荡清洗器（KQ-250DE，昆山超声仪器有限公司）；移液枪（法国 Gilson）；麦氏比浊仪（VITEK 2 DensiCHEK Plus，27208 densitometer densichek kit 220）；麦氏比浊管（法国 Mérieux 公司）；细菌恒温培养箱（HPX-9162MBE 电热恒温培养箱，常州诺基仪器有限公司）；无菌 96 孔板（JET BIOFIL）；90 mm 哥伦比亚血琼脂培养基（43041COLUMBIA 5% SHEEP BL，法国 Mérieux 公司）。

（三）实验菌株

实验所用的临床来源 MRSA，均由中山大学附属第一医院临床检验科微生物检验室临床收集提供并进行耐药性检测，确认所有菌株的耐药性。

【实验方法】

（一）细菌的复苏与传代

细菌复苏：将接种环高温灭菌，待其冷却后挑取冻存收集的菌株，以平板划线的形式涂布于血琼脂培养基平板上，倒置平放于细菌培养箱，37 ℃培养 24 h 后，形成可见菌落。

细菌传代：将接种环高温灭菌，待其冷却后从血琼脂培养基中挑取单菌落，以平板划线的形式涂于新的血琼脂培养基上，37 ℃培养 24 h 形成菌落，待用。

（二）PBP2a 含量测定

细菌药物共培养：将不同浓度猴耳环分别加入无菌 96 孔板各孔，每孔 50 μL；挑取细菌加入生理盐水震荡混匀后调麦氏比浊至 0.5，用培养基稀释 100 倍，加入无菌 96 孔板各孔，每孔 50 μL，最终接种量为 1.0×10^6 CFU/mL。混匀后 37 ℃培养 20 h。

细菌总蛋白提取：4000 r/min 离心 15 min 后弃上清，收集菌体，用蛋白裂解液重悬后，冰浴超声破碎（200 W，设施工作 10 s 间隔 10 s，重复 30 次），10000 r/min 离心 10 min，沉淀即为总蛋白。

Western Blot 检测目标蛋白浓度：将总蛋白加入分离胶，每孔 15 μg 总蛋白，120 V 电泳 80 min。转至硝酸纤维素膜，加入一抗抗体（鼠抗），4 ℃过夜静置，加入二抗抗体（羊抗小鼠抗体）37 ℃孵育 2 h 后进行发光显影。

【实验结果】

如图 6-4 所示，与空白组相比，氨苄西林（0.78 μg/mL）对 PBP2a 蛋白的表达的影响有显著性差异，表明氨苄西林上调 MRSA 的 PBP2a 表达，与文献报道一致；与空白组相比，万古霉素（0.25 μg/mL）对 PBP2a 蛋白表达影响无显著性差异，结果表明万古霉素不影响 PBP2a 蛋白表达；与空白组相比，猴耳环（50 μg/mL 和 100 μg/mL）对 PBP2a 蛋白表达影响有显著性差异，表明猴耳环能显著下调 PBP2a 蛋白的表达。

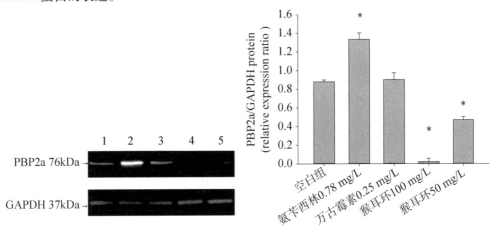

图 6-4　不同浓度猴耳环对细菌 PBP2a 蛋白含量的影响

注：条带 1～5 分别为空白对照组、氨苄西林组、万古霉素组、猴耳环高剂量组和猴耳环低剂量组（* 与空白组相比，$P < 0.05$）。

研究表明，猴耳环能显著下调 MRSA 的 PBP2a 蛋白表达，PBP2a 蛋白与 MRSA 对青霉素等 β-内酰胺类抗生素的耐药相关。提示猴耳环逆转 MRSA 对 β-内酰胺类抗生素的耐药与 PBP2a 蛋白有关。mecA 基因编码产生 PBP2a 蛋白，下一步实验将研究猴耳环是否通过影响 mecA 基因表达从而降低 PBP2a 蛋白表达，确认猴耳环的逆转耐药机制与 mecA-PBP2a 蛋白通路的关系。

三、猴耳环对 mecA 基因表达的影响

PBP2a 蛋白由 mecA 基因编码产生，我们主要考察猴耳环对细菌内 mecA 基因表达的影响，确定猴耳环对 PBP2a 蛋白的下调作用是否与 mecA 基因有关。

【实验材料】

（一）试剂

Mueller-Hinton 培养基（英国 OXOID LTD.），青霉素标准品、苯唑西林标准品、氨苄西林标准品、红霉素标准品、万古霉素标准品（大连美仑生物公司），抗生素药敏试纸（法国梅里埃公司）。

（二）仪器

十万分之一电子分析天平（BP211D，德国 Satorius 公司）；高压高温灭菌锅（GR 60DA）；超声波震荡清洗器（KQ-250DE，昆山超声仪器有限公司）；移液枪（法国 Gilson）；麦氏比浊仪（VITEK 2 DensiCHEK Plus，27208 densitometer densichek kit 220）；麦氏比浊管（法国 Mérieux 公司）；细菌恒温培养箱（HPX-9162MBE 电热恒温培养箱，常州诺基仪器有限公司）；无菌 96 孔板（JET BIOFIL）；90 mm 哥伦比亚血琼脂培养基（43041COLUMBIA 5% SHEEP BL，法国 Mérieux 公司）。

（三）实验菌株

实验所用的临床来源 MRSA、MSSA 及产酶 MSSA 各 5 株，均由中山大学附属第一医院临床检验科微生物检验室临床收集提供并进行耐药性检测，确认所有菌株的耐药性。

【实验方法】

（一）mecA 基因与猴耳环药效相关性研究

通过体外肉汤稀释法考察猴耳环对不同细菌的最低抑菌浓度，考察 mecA 基因与猴耳环的相关性，具体操作同第三章实验内容。

（二）猴耳环对 mecA 基因表达的影响

1. 细菌复苏、传代与共培养

具体操作与前述相同，培养后分别提取细菌 DNA。

2. PCR 扩增检测 mecA 基因表达

引物设计[133]：5′ – TGGCTATCGTGTCACAATCG – 3′ 和 5′ – CTGGAACTTGTT-GAAGCAGAG – 3′。

PCR 扩增：94 ℃，40 s；62 ℃，40 s；72 ℃，40 s；循环 35 次，收集扩增产物。

结果观察：扩增产物 15 μL 加入琼脂糖凝胶，120 V 电泳 20 min，EB 染色，紫外灯观察、拍照。

【实验结果】

（一）mecA 基因与猴耳环药效相关性分析

如图 6 – 5 所示，与不含 mecA 基因的两组相比，青霉素对含有 mecA 基因的 MRSA 的 *MIC* 有显著性差异，表明青霉素对含有 mecA 的菌株的抑菌活性显著弱于不含 mecA 的菌株。

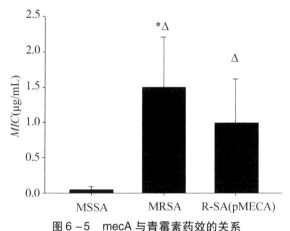

图 6 – 5 mecA 与青霉素药效的关系

注：R – SA：不含有 mecA 基因的耐药菌株。

* 与 R – SA 组相比，$P < 0.05$；△ 与 SA 组相比，$P < 0.05$。

如图 6 – 6 所示，猴耳环能增强青霉素对含 mecA 菌株抑菌活性；不能增强青霉素对不含有 mecA 基因的细菌的抑菌活性，表明 mecA 基因是金黄色葡萄球菌对青霉素耐药的决定性因素；同时，猴耳环逆转 MRSA 对青霉素的耐药逆转作用也与 mecA 基因有关。

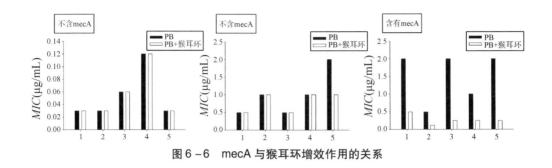

图6-6 mecA与猴耳环增效作用的关系

（二）猴耳环对细菌 mecA 基因表达的影响

如图6-7所示，与空白组相比，猴耳环（50 μg/mL 和 100 μg/mL）对 mecA 基因表达的影响有显著性差异；与 50 μg/mL 的猴耳环组相比，100 μg/mL 的猴耳环对 mecA 基因表达水平影响有显著性差异，表明猴耳环能显著下调 MRSA 体内 mecA 基因表达。

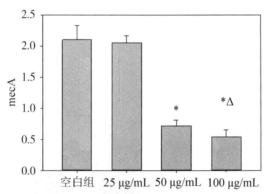

图6-7 猴耳环对细菌内 mecA 基因表达的影响

注：* 与空白组相比，$P < 0.05$；△ 与 50 μg/mL 组相比，$P < 0.05$。

mecA 基因是 MRSA 耐药靶点蛋白 PBP2a 蛋白的编码基因，其在细菌体内的含量与细菌耐药的程度呈正相关[134]。mecA 基因的表达水平与猴耳环对青霉素的增效作用有关，提示猴耳环的作用靶点与 mecA 基因相关。进一步的研究表明，猴耳环能降低 MRSA 体内 mecA 基因的表达水平，提示猴耳环通过下调 MRSA 中 mecA 基因表达水平，下调 PBP2a 蛋白的表达，这是猴耳环对 β-内酰胺类抗生素增效的机制之一。除此之外，猴耳环还能增强其他多种非 β-内酰胺类抗生素的药效，提示猴耳环的抗生素增效作用可能还存在其他机制。细菌药物特异性外排泵是细菌表达多重耐药性的主要机制之一，下一步应研究猴耳环对细菌外排泵功能的影响。

第四节 猴耳环对细菌外排泵的影响

一、猴耳环对细菌外排泵底物积蓄的影响

猴耳环对多种抗生素有增效作用，可有效逆转细菌的多重耐药性。药物外排泵是细菌多重耐药的主要作用机制之一，本研究以溴化乙锭（EB）为外排泵底物，以羟基氰化物间氯苯腙为对照，考察猴耳环对细菌药物外排泵的影响。

【实验材料】

（一）试剂

Mueller-Hinton 培养基（英国 OXOID LTD.）、溴化乙锭和 CCCP（Sigma 公司）。

（二）仪器

荧光定量 PCR（Step one plus，ABI 公司）；十万分之一电子分析天平（BP211D，德国 Satorius 公司）；高压高温灭菌锅（GR 60DA）；超声波震荡清洗器（KQ-250DE，昆山超声仪器有限公司）；移液枪（法国 Gilson）；麦氏比浊仪（VITEK 2 DensiCHEK Plus，27208 densitometer densichek kit 220）；麦氏比浊管（法国 Mérieux 公司）；细菌恒温培养箱（HPX-9162MBE 电热恒温培养箱，常州诺基仪器有限公司）；无菌 96 孔板（JET BIOFIL）；90 mm 哥伦比亚血琼脂培养基（43041COLUMBIA 5% SHEEP BL，法国 Mérieux 公司）。

（三）实验菌株

实验所用的临床来源 MRSA 和敏感金黄色葡萄球菌 ATCC25923，均由中山大学附属第一医院临床检验科微生物检验室临床收集提供并进行耐药性检测，确认所有菌株的耐药性。

【实验方法】

根据溴化乙锭外排泵模型加以改进[135]，将 MRSA 及质控菌株培养至对数生长期，挑取菌落用 PBS 缓冲液调 OD_{600} 至 0.3，后取 98 μL 菌悬液加入 96 孔无菌荧光

板中，加入 EB 和 CCCP（终浓度均为 10 μg/mL），分别向各孔加入不同浓度猴耳环，空白孔加入等体积超纯无菌水，37 ℃培养 2 h 后，在 step one plus 荧光定量 PCR 仪检测荧光强度，以 560 nm 为激发波长，582 nm 为发射波长，循环 60 次，循环参数为 37 ℃，15 s；37.5 ℃，45 s。比较各组荧光变化，记录数据。

【实验结果】

如图 6 - 8 所示，25 μg/mL 的猴耳环开始抑制外排泵功能，50 μg/mL 和 100 μg/mL 的猴耳环对外排泵的抑制作用相同，均使 EB 在 MRSA 中的蓄积浓度超过 MSSA（无外排泵表达、未用药物处理），表明猴耳环能抑制细菌外排泵功能，还可增加底物进入细胞的浓度。

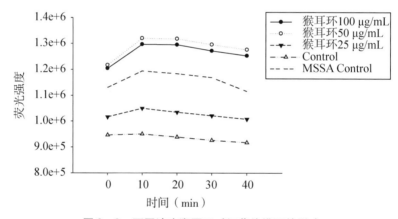

图 6 - 8　不同浓度猴耳环对细菌外排泵的影响

抗生素外排泵是金黄色葡萄球菌多重耐药的主要机制之一。NorA 外排泵是金黄色葡萄球菌的典型外排系统之一，具有多药外排作用，可以外排转运的底物非常广泛，包括喹诺酮类、大环内酯类等多类抗生素及其他消毒剂[33, 136]。

NorA 外排泵是一种跨膜质子梯度能驱动型外排泵，其由菌体内外质子梯度浓度差供能，引起抗生素外排[105]。本团队研究证明，猴耳环能增加多重耐药鲍曼不同杆菌和铜绿假单胞菌细菌体内 K^+ 的外排作用，提示猴耳环可通过影响该类外排泵供能体系达到抑制 MRSA 外排泵作用，下一步研究猴耳环对 MRSA NorA 外排泵供能体系的影响。

二、猴耳环对 MRSA 外排泵供能体系的影响

【实验材料】

（一）试剂

Mueller-Hinton 培养基（英国 OXOID LTD.）。

（二）仪器

十万分之一电子分析天平（BP211D，德国 Satorius 公司）；高压高温灭菌锅（GR 60DA）；超声波震荡清洗器（KQ-250DE，昆山超声仪器有限公司）；移液枪（法国 Gilson）；麦氏比浊仪（VITEK 2 DensiCHEK Plus，27208 densitometer densichek kit 220）；麦氏比浊管（法国 Mérieux 公司）；细菌恒温培养箱（HPX-9162MBE 电热恒温培养箱，常州诺基仪器有限公司）；无菌 96 孔板（JET BIOFIL）；90 mm 哥伦比亚血琼脂培养基（43041COLUMBIA 5% SHEEP BL，法国 Mérieux 公司）。

（三）实验菌株

实验所用的临床来源 MRSA，均由中山大学附属第一医院临床检验科微生物检验室临床收集提供并进行耐药性检测，确认所有菌株的耐药性。

【实验方法】

（一）细菌的复苏与传代

接种环高温灭菌后挑取冻存收集的菌株，以平板划线的形式涂布于血琼脂培养基上，倒置放入细菌培养箱，37 ℃培养 24 h 后，挑取单菌落，涂于新的血平板培养基上继续 37 ℃培养 24 h。

（二）猴耳环对 MRSA 细菌 K^+ 浓度的影响

1. 菌株复苏与传代

细菌复苏：将接种环高温灭菌，待其冷却后挑取冻存收集的菌株，以平板划线的形式涂布于血琼脂培养基平板上，倒置平放于细菌培养箱，37 ℃培养 24 h 后，形成可见菌落。细菌传代：将接种环高温灭菌，待其冷却后从血琼脂培养基中挑取单菌落，以平板划线的形式涂于新的血琼脂培养基上，37 ℃培养 24 h 形成菌落，挑取单菌落，调节麦氏比浊至 0.5，向无菌 96 孔板各孔加入 50 μL 菌液和 50 μL 不

同浓度的猴耳环，对照组加入等体积的去离子水，37 ℃培养 24 h 后，4000 r/min 离心 15 min，弃沉淀，取上清液，测定 K^+ 含量。

2. 离子含量测定

根据 K^+ 试剂盒说明书规定，以非空白对照组（不含药）为对照，在酶标仪上检测培养液中 K^+ 的含量。

【实验结果】

如图 6-9 所示，25 μg/mL 的猴耳环与 MRSA 接触，造成细胞内 K^+ 积蓄减少，降低细胞内外的质子浓度梯度，该结果符合量效关系，与猴耳环的给药浓度呈正相关。

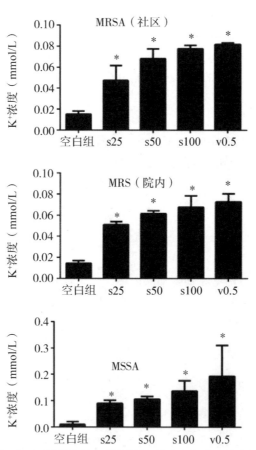

图 6-9　不同药物处理后 MRSA 菌液中钾离子浓度测定

注：* 与空白组相比，$P < 0.05$。

猴耳环通过降低细胞内 K^+ 离子浓度，降低细胞内外质子浓度梯度，影响 NorA 基因编码的外排泵的供能。猴耳环增加了 K^+ 离子外排作为评价对细菌细胞膜通透性影响的重要指标，提示猴耳环能增加细胞膜通透性，可能使更多药物进入细菌体内。

第五节　本　章　小　结

猴耳环作用后使 MRSA 菌体形态产生明显改变，使细胞完整性受损、细胞体积膨胀、细胞壁界限模糊、细胞内含物渗出，表明药物对菌体结构有显著的破坏作用，提示猴耳环的抗菌作用与破坏细菌细胞壁有关。

通过考察肽聚糖含量对猴耳环药效的影响，初步确定猴耳环作用位点与肽聚糖有关。而 PBP2a 蛋白是肽聚糖组成的关键成分，我们考察了猴耳环对 PBP2a 蛋白的影响，发现猴耳环的逆转 β – 内酰胺类抗生素耐药机制与 PBP2a 蛋白有关。

猴耳环还与多种抗生素具有协同增效作用。而细菌外排泵是细菌多重耐药的重要机制之一。本研究发现猴耳环能抑制细菌外排泵功能，且通过考察猴耳环对菌体 K^+ 离子渗透的影响来研究其对外排泵供能体系的影响，发现猴耳环能降低细菌体内 K^+ 离子含量，影响外排泵供能体系。

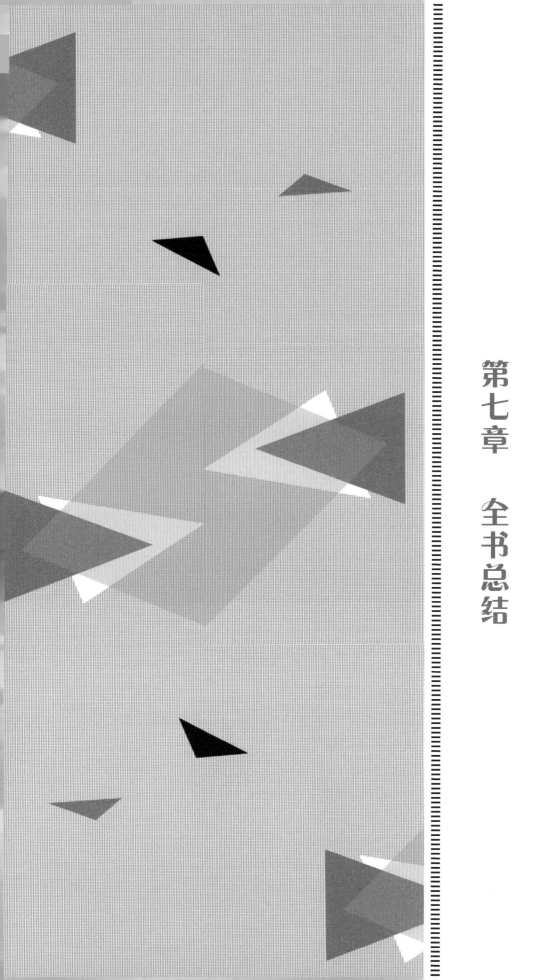

第七章　全书总结

抗生素是临床治疗细菌感染疾病的主要手段。然而，抗生素的泛用、滥用，导致细菌耐药性产生。细菌耐药性日益严重，增大了抗生素临床应用的选择压力，给公共医疗系统造成了巨大的负担，解决细菌耐药问题已经刻不容缓。当前，研发抗生素佐剂是解决细菌耐药问题的新思路。

传统中药经过长期的临床应用，具有了扎实的理论和临床应用基础。中药具有多成分、多靶点的作用特点，符合抗生素佐剂联合用药的思路。以中药作为抗生素佐剂的研究，为抗生素佐剂筛选提供更多的选择。

本团队从多种岭南传统中药中筛选出一种有抗耐药菌活性的药物——猴耳环。猴耳环是一种传统的南药，具有清热解毒、凉血消肿、止泻等功效，临床上主要用于上呼吸道感染、急性咽喉炎、急性扁桃体炎、急性胃肠炎，疗效显著。本书以猴耳环提取物为研究对象，围绕其抑菌活性、抗生素增效作用以及持续给药对细菌耐药性的逆转作用等关键问题开展研究，并对猴耳环逆转细菌耐药机制进行了探讨，综合评价猴耳环提取物猴耳环作为抗生素佐剂的潜力。本书取得如下成果：

一、猴耳环的化学物质基础研究

采用高分辨 UFLC-Q-TOF-MS/MS 技术，通过对照品确证和数据库比对，从猴耳环中鉴定出 43 种化合物，为阐明猴耳环化学物质基础和药效物质基础提供了依据。

二、猴耳环单次给药体外抑菌活性研究

通过体外微量稀释法，以 CHINET 数据公布临床发病率最高的金黄色葡萄球菌、产 ESBLs 大肠杆菌、产 ESBLs 肺炎克雷伯菌和在全世界范围内耐药性严重的结核分枝杆菌 4 种细菌作为研究对象，考察猴耳环单用对不同细菌的体外最低抑菌浓度。结果表明，猴耳环对 40 株金黄色葡萄球菌的 MIC_{90} 为 200 μg/mL，对 20 株产 ESBLs 大肠杆菌的 MIC_{90} 为 800 μg/mL，对 20 株产 ESBLs 肺炎克雷伯菌的 MIC_{90} 为 1600 μg/mL，对 10 株结核分枝杆菌的 MIC_{90} 为 800 μg/mL；猴耳环对临床常见细菌有一定的抑菌能力。

三、猴耳环与抗生素联用，单次给药对不同抗生素增效作用的研究

通过体外棋盘格稀释法，研究了猴耳环对青霉素、红霉素、阿米卡星、复方新诺明、左氧氟沙星和利福平抗菌活性的增效作用。结果表明，与单用相比，猴耳环联用使青霉素对 40 株金黄色葡萄球菌的 MIC_{90} 由 1 μg/mL 下降至 0.06 μg/mL；猴

耳环联用使红霉素对 40 株金黄色葡萄球菌的 MIC_{90} 由大于 32 μg/mL 下降至 0.25 μg/mL；猴耳环联用使复方新诺明对 20 株大肠杆菌的 MIC_{90} 由 128 μg/mL 降至 1 μg/mL；猴耳环联用使阿米卡星对 20 株大肠杆菌的 MIC_{90} 由 64 μg/mL 降至 8 μg/mL；猴耳环联用使阿米卡星对 20 株肺炎克雷伯菌的 MIC_{90} 由 32 μg/mL 降至 16 μg/mL；猴耳环联用使利福平对 5 株结核分枝杆菌的 MIC 下降到耐药阈值水平以下。以上结果表明，猴耳环联合用药能增强青霉素、红霉素对金黄色葡萄球菌的抑菌活性，增强复方新诺明和阿米卡星对产 ESBLs 大肠杆菌的抑菌活性，增强阿米卡星对产 ESBLs 肺炎克雷伯菌的抑菌活性，增强利福平对结核分枝杆菌的抑菌活性。

此外，比较猴耳环与盐酸小檗碱、临床常用抗生素佐剂他唑巴坦的抗生素增效作用。结果表明，他唑巴坦只增强能被 β - 内酰胺酶水解的抗生素的抑菌活性，猴耳环能增强更多种类抗生素的抗菌活性；相同剂量下猴耳环比盐酸小檗碱对抗生素的增效作用更强。这说明猴耳环有显著的抗生素增效作用，有作为抗生素佐剂的潜力。

四、猴耳环与抗生素联用，持续给药对细菌耐药性的影响

通过药物体外持续给药实验，考察了猴耳环与青霉素、苯唑西林、氨苄西林、红霉素和万古霉素持续给药对细菌单一耐药性和多重耐药性的影响。结果表明，低浓度抗生素连续处理 7～14 d 会导致细菌耐药性增加；猴耳环持续给药 28 d 不会引起 MRSA 和 MSSA 对青霉素、苯唑西林、氨苄西林、红霉素和万古霉素 5 种抗生素耐药性的增强；猴耳环联用抗生素 7～14 d 能有效抑制和逆转低浓度青霉素、苯唑西林、氨苄西林和万古霉素持续处理所致 MRSA、MSSA 细菌单一耐药性和多重耐药性的产生和增强；猴耳环联合用药对红霉素持续给药所致细菌单一耐药性无抑制作用。然而，进一步的研究表明猴耳环联合红霉素持续给药 14 d 能有效逆转耐药 MRSA 细菌对青霉素、苯唑西林和氨苄西林的多重耐药性。以上研究结果表明，猴耳环有作为抗生素佐剂联用青霉素、苯唑西林、氨苄西林、红霉素和万古霉素抗菌的潜力。

五、猴耳环逆转耐药菌耐药机制的研究

使用 MRSA 临床分离菌株为模式菌株，利用透射电子显微镜观察和 Western Blot 技术，研究猴耳环对细胞壁结构的影响，并且深入研究猴耳环对 PBP2a 蛋白通路的影响，结果表明猴耳环抑制 MRSA 的 PBP2a 蛋白表达，逆转 MRSA 对 β - 内酰胺类抗生素的耐药性；此外，通过 mecA 基因结构差异菌株，检测猴耳环联用在两种 mecA 基因结构差异株中对青霉素的增效作用，结果表明 mecA 基因是猴耳环对青霉素的增效作用的决定性因素；通过定量 PCR 技术，研究猴耳环对 MRSA mecA 基因表达水平的影响，结果表明猴耳环能降低 MRSA 中 mecA 基因的表达水平。

此外，本团队还通过溴化乙锭底物积蓄模型和 PCR 技术，研究了猴耳环对细菌抗生素特异性外排泵功能影响，阐明猴耳环逆转 MRSA 多重耐药可能的作用机制。结果表明，猴耳环抑制细菌抗生素外排泵功能，可影响 norA 外排泵供能体系，抑制药物细菌外排泵供能，减少药物外排，增强抗生素抑菌活性，逆转 MRSA 细菌的多重耐药性。

本书首次确定了猴耳环持续给药对细菌的单一耐药性和多重耐药性有显著的抑制和逆转作用。猴耳环通过减少耐药蛋白表达和影响细菌外排泵功能等多重作用机制，逆转细菌耐药性。这为将猴耳环开发成抗生素佐剂提供了实验依据，也为开发猴耳环新功能提供了思路。

参 考 文 献

[1] TROUILLER P, OLLIARO P L. Drug development output from 1975 to 1996: what proportion for tropical diseases? [J]. International journal of infectious diseases, 1999, 3: 61 – 63.

[2] GARDNER P S, STANFIELD J P, WRIGHT A E, et al. Viruses, bacteria, and respiratory disease in children [J]. British medical journal, 1960, 1: 1077 – 1081.

[3] DAVIES J. Microbes have the last word [J]. Embo reports, 2007, 8: 616 – 621.

[4] FLEMING A. The discovery of penicillin [J]. British medical journal, 1944, 1: 792 – 792.

[5] AMINOV R I. A brief history of the antibiotic era: lessons learned and challenges for the future [J]. Frontiers in microbiology, 2010, 1: 134 – 141.

[6] SCHATZ A, BUGLE E, WAKSMAN S A. Streptomycin, a substance exhibiting antibiotic activity against gram-positive and gram-negative bacteria [J]. Experimental biology and medicine, 1944, 1: 123 – 127.

[7] FROST H M. Tetracycline-based histological analysis of bone remodeling [J]. Calcif Tissue Res, 1969, 3: 211 – 237.

[8] BERRY M. The macrolide antibiotics [J]. Quarterly reviews chemical society, 1963, 17: 343 – 361.

[9] GERACI J E, HEILMAN F R. Vancomycin in the treatment of staphylococcal endocarditis [J]. Proceedings of the staff meetings mayo clinic, 1960, 35: 316 – 318.

[10] BONDI A Jr, DIETZ C C. Production of penicillinase by bacteria [J]. Experimental biology & medicine, 1944, 56: 132 – 134.

[11] DAIKOS K G, KOURKOUMELI P K, PARADELIS A. "Celbenin"-resistant staphylococci [J]. British medical journal, 1960, 2: 1668 – 1668.

[12] FUPIN H U, GUO Y, ZHU D, et al. Chinet surveillance of bacterial resistance across China: report of the results in 2016 [J]. Chinese journal of infection & chemotherapy, 2017, 17: 481 – 491.

[13] DITTRICH N, BERROCAL ALMANZA L C, THADA S, et al. Toll-like receptor 1 variations influence susceptibility and immune response to mycobacterium tuberculosis [J]. Tuberculosis, 2015, 95: 328 – 335.

［14］ 岳磊, 牛晋国, 吉涛. 饲用抗生素在畜禽养殖中的问题与对策分析 ［J］. 中国猪业, 2018, 7: 29 – 31.

［15］ SEBASTIAN N, YU W C, BALRAM D. Electrochemical detection of an antibiotic drug chloramphenicol based on a graphene oxide/hierarchical zinc oxide nanocomposite ［J］. Inorganic chemistry frontiers, 2018, 6: 82 – 93.

［16］ SARA R. Antibiotic resistance sweeping developing world ［J］. Nature, 2014, 509: 141.

［17］ KALAN L, WRIGHT G D. Antibiotic adjuvants: multicomponent anti-infective strategies ［J］. Expert reviews in molecular medicine, 2011, 13: 113 – 117.

［18］ GILL E E, FRANCO O L, HANCOCK R E W. Antibiotic adjuvants: diverse strategies for controlling drug-resistant pathogens ［J］. Chemical biology & drug design, 2015, 85: 56 – 78.

［19］ CHAKRADHAR S. What's old is new: reconfiguring known antibiotics to fight drug resistance ［J］. Nature medicine, 2016, 22: 1197 – 1199.

［20］ LINDSAY K, WRIGHT G D. Antibiotic adjuvants: multicomponent anti-infective strategies ［J］. Expert reviews in molecular medicine, 2011, 13: 35 – 43.

［21］ BROWN D. Antibiotic resistance breakers: can repurposed drugs fill the antibiotic discovery void? ［J］. Nature reviews drug discovery, 2015, 14: 821 – 832.

［22］ BUSH K. Investigational agents for the treatment of gram-negative bacterial infections: a reality check ［J］. Acs Infect Dis, 2015, 1: 509 – 511.

［23］ READING C, COLE M. Clavulanic acid: a beta-lactamase-inhiting beta-lactam from streptomyces clavuligerus ［J］. Antimicrob agents chemother, 1977, 11: 852 – 857.

［24］ LEONARD D A, BONOMO R A, POWERS R A. Class D β-Lactamases: a reappraisal after five decades ［J］. Accounts of chemical research, 2013, 46: 2407 – 2413.

［25］ RONG DIH L, YI PING C, MEI HSIEN L. Antimicrobial activity of antibiotics in combination with natural flavonoids against clinical extended-spectrum beta-lactamase (ESBL) -producing *Klebsiella* pneumoniae ［J］. Phytotherapy research Ptr, 2010, 19: 612 – 617.

［26］ KING A M, KING D T, FRENCH S, et al. Structural and kinetic characterization of diazabicyclooctanes as dual inhibitors of both serine-β-lactamases and penicillin-binding proteins ［J］. Acs chemical biology, 2016, 11: 864 – 868.

［27］ COLEMAN K. Diazabicyclooctanes (DBOs): a potent new class of non-β-lactam β-lactamase inhibitors ［J］. Current opinion in microbiology, 2011, 14: 550 – 555.

［28］ MCMURRY L, PETRUCCI R E, LEVY S B. Active efflux of tetracycline encoded by four genetically different tetracycline resistance determinants in *Escherichia* coli [J]. Proc Natl Acad Sci USA, 1980, 77: 3974 – 3977.

[29] ANDREA S R, ANNA RITA B, FRANCESCO G, et al. Epigallocatechin-gallate enhances the activity of tetracycline in staphylococci by inhibiting its efflux from bacterial cells [J]. Antimicrobial agents & chemotherapy, 2004, 48: 1968 – 1973.

[30] SCHWEIZER H P. Understanding efflux in cram-negative bacteria: opportunities for drug discovery [J]. Expert opinion on drug discovery, 2012, 7: 633 – 642.

[31] LOMOVSKAYA O, BOSTIAN K A. Practical applications and feasibility of efflux pump inhibitors in the clinic—a vision for applied use [J]. Biochemical pharmacology, 2006, 71: 910 – 918.

[32] LOMOVSKAYA O, WARREN M S, LEE A, et al. Identification and characterization of inhibitors of multidrug resistance efflux pumps in pseudomonas aeruginosa: novel agents for combination therapy [J]. Antimicrob agents chemother, 2001, 45: 105 – 116.

[33] LYNCH A S. Efflux systems in bacterial pathogens: an opportunity for therapeutic intervention? An industry view [J]. Biochemical pharmacology, 2006, 71: 949 – 956.

[34] GROSSMAN T H, SHOEN C M, JONES S M, et al. The efflux pump inhibitor timcodar improves the potency of antimycobacterial agents [J]. Antimicrobial agents & chemotherapy, 2015, 59: 1534 – 1536.

[35] AIYEGORO O, ADEWUSI A, OYEDEMI S, et al. Interactions of antibiotics and methanolic crude extracts of afzelia africana (Smith.) against drug resistance bacterial isolates [J]. International journal of molecular sciences, 2011, 12: 4477 – 4503.

[36] STERMITZ F R, LORENZ P, TAWARA J N, et al. Synergy in a medicinal plant: antimicrobial action of berberine potentiated by 5′-methoxyhydnocarpin, a multidrug pump inhibitor [J]. Proc Natl Acad Sci USA, 2000, 97: 1433 – 1437.

[37] 赵敏, 谭钢文, 唐小异, 等. 十种中药提取物与抗生素合用对铜绿假单胞菌最小抑菌浓度影响的体外实验 [J]. 湖南师范大学学报 (医学版), 2011, 8: 80 – 83.

[38] STERMITZ F R, TAWARA MATSUDA J L P, MUELLER P, et al. 5′-methoxyhydnocarpin-D and pheophorbide A: berberis species componentsthat potentiate berberine growth inhibition of resistant staphylococcusaureus [J]. Journal of natural products, 2000, 63: 1146 – 1149.

[39] VAIRO CAVALLI S, CLAVER S, PRIOLO N, et al. Extraction and partial charac-

terization of a coagulant preparation from *Silybum* marianum flowers. Its action on bovine caseinate [J]. Journal of dairy research, 2005, 72: 271 –275.

[40] RIBEIRO SANTOS R, CARVALHO COSTA D, CAVALEIRO C, et al. A novel insight on an ancient aromatic plant: the rosemary (*Rosmarinus* officinalis L.) [J]. Trends in food science & technology, 2015, 45: 355 –368.

[41] ABOUELHASSAN Y, GARRISON A T, BAI F, et al. A phytochemical-halogenated quinoline combination therapy strategy for the treatment of pathogenic bacteria [J]. Chemmedchem, 2015, 10: 1157 –1162.

[42] DAE SUNG L, SUNG HWAN E, YOUNG MOG K, et al. Antibacterial and synergic effects of gallic acid-grafted-chitosan with β-lactams against methicillin-resistant staphylococcus aureus (MRSA) [J]. Canadian journal of microbiology, 2014, 60: 629 –638.

[43] SATO Y, OKETANI H, SINGYOUCHI K, et al. Extraction and purification of effective antimicrobial constituents of terminalia chebula RETS. against methicillin-resistant staphylococcus aureus [J]. Biological & pharmaceutical bulletin, 1997, 20: 401.

[44] KUBO I, XIAO P, FUJITA K I. Anti-MRSA activity of alkyl gallates [J]. Bioorganic & medicinal chemistry letters, 2002, 12: 113 –116.

[45] LUÍS Â, SILVA F, SOUSA S, et al. Antistaphylococcal and biofilm inhibitory activities of gallic, caffeic, and chlorogenic acids [J]. Biofouling, 2014, 30: 69 – 79.

[46] ANDERSON J C, HEADLEY C, STAPLETON P D, et al. Asymmetric total synthesis of bring modified (–) -epicatechin gallate analogues and their modulation of beta-lactam resistance in staphylococcus aureus [J]. Tetrahedron, 2005, 61: 7703 –7711.

[47] BORGES A, FERREIRA C, SAAVEDRA M J, et al. Antibacterial activity and mode of action of ferulic and gallic acids against pathogenic bacteria [J]. Microbial drug resistance, 2013, 19: 256 –265.

[48] ISAO K, KEN ICHI F, KEN ICHI N. Molecular design of multifunctional antibacterial agents against methicillin resistant staphylococcus aureus (MRSA) [J]. Bioorg Med Chem, 2003, 11: 4255 –4262.

[49] KEISUKE N, YASUTOMO Y, HIROYO I, et al. Bactericidal action of photoirradiated gallic acid via reactive oxygen species formation [J]. Journal of agricultural & food chemistry, 2012, 60: 10048 –10054.

[50] LIMA V N, OLIVEIRA TINTINO CDM, SANTOS E S, et al. Antimicrobial and enhancement of the antibiotic activity by phenolic compounds: gallic acid, caffeic

acid and pyrogallol [J]. Microbial pathogenesis, 2016, 99: 56 – 61.

[51] BERRIN O E, MURAT K, ILKAY O. Cytotoxicity, antiviral and antimicrobial activities of alkaloids, flavonoids, and phenolic acids [J]. Pharmaceutical biology, 2011, 49: 396 – 402.

[52] ALVES M J, FERREIRA ICFR, FROUFE H J C, et al. Antimicrobial activity of phenolic compounds identified in wild mushrooms, SAR analysis and docking studies [J]. Journal of applied microbiology, 2013, 115: 346 – 357.

[53] TSUTOMU H, MIWAKO K, MAMI H, et al. Theasinensin A, a tea polyphenol formed from (–) -epigallocatechin gallate, suppresses antibiotic resistance of methicillin-resistant staphylococcus aureus [J]. Planta medica, 2003, 69: 984 – 989.

[54] CHUSRI S, VORAVUTHIKUNCHAI S P. Detailed studies on *Quercus* infectoria Olivier (nutgalls) as an alternative treatment for methicillin-resistant staphylococcus aureus infections [J]. Journal of applied microbiology, 2010, 106: 89 – 96.

[55] KYAW B M, ARORA S, CHU S L. Bactericidal antibiotic-phytochemical combinations against methicillin resistant staphylococcus aureus [J]. Brazilian journal of microbiology, 2012, 43: 938 – 945.

[56] SANHUEZA L, MELO R, MONTERO R, et al. Synergistic interactions between phenolic compounds identified in grape pomace extract with antibiotics of different classes against staphylococcus aureus and escherichia coli [J]. Plos One, 2017, 12: e0172273.

[57] BASRI D F, KHAIRON R. Pharmacodynamic interaction of *Quercus* infectoria galls extract in combination with vancomycin against MRSA using microdilution checkerboard and time-kill assay [J]. Evidence-based complementray and alternative medicine, 2012: 493156.

[58] SAKANAKA S, KIM M, TANIGUCHI M, et al. Antibacterial substances in japanese green tea extract against streptococcus mutans, a cariogenic bacterium [J]. Journal of the agricultural chemical society of Japan, 1989, 53: 2307 – 2311.

[59] YUN SEOK C, SCHILLER N L, KYE HEON O. Antibacterial effects of green tea polyphenols on clinical isolates of methicillin-resistant staphylococcus aureus [J]. Current microbiology, 2008, 57: 542 – 546.

[60] QING P, YUANCHUN H, BING H, et al. Green tea extract weakens the antibacterial effect of amoxicillin in methicillin-resistant staphylococcus aureus infected mice [J]. Phytotherapy research Ptr, 2010, 24: 141 – 145.

[61] STEVENS C S, ROSADO H, HARVEY R J, et al. Epicatechin gallate, a naturally occurring polyphenol, alters the course of infection with β-lactam-resistant staphylo-

coccus aureus in the zebrafish embryo [J]. Frontiers in microbiology, 2015, 6: 1043 – 1049.

[62] SHIOTA S, SHIMIZU M, MIZUSHIMA T, et al. Marked reduction in the minimum inhibitory concentration (MIC) of beta-lactams in methicillin-resistant staphylococcus aureus produced by epicatechin gallate, an ingredient of green tea (*Camellia sinensis*) [J]. Biological & pharmaceutical bulletin, 1999, 22: 1388 – 1390.

[63] QIN R, XIAO K, LI B, et al. The combination of catechin and epicatechin gallate from fructus crataegi potentiates beta-lactam antibiotics against methicillin-resistant staphylococcus aureus (MRSA) in vitro and in vivo [J]. International journal of molecular sciences, 2013, 14: 1802 – 1821.

[64] STAPLETON P D, SAROJ S, YUKIHIKO H, et al. Potentiation of catechin gallate-mediated sensitization of staphylococcus aureus to oxacillin by nongalloylated catechins [J]. Antimicrobial agents & chemotherapy, 2006, 50: 752 – 761.

[65] NAGHMOUCHI K, DRIDER D, BAAH J, et al. Nisin A and polymyxin B as synergistic inhibitors of gram-positive and gram-negative bacteria [J]. Probiotics antimicrob proteins, 2010, 2: 98 – 103.

[66] HIROFUMI S, KYOKO K, RYO K, et al. Alkyl gallates, intensifiers of beta-lactam susceptibility in methicillin-resistant staphylococcus aureus [J]. Antimicrob agents chemother, 2005, 49: 549 – 555.

[67] SOE W M, TZER P L R, CHU S L L, et al. In vitro drug interactions of gallates with antibiotics in staphylococcus aureus [J]. Front Biosci, 2010, 2: 668 – 672.

[68] IKIGAI H, NAKAE T, HARA Y, et al. Bactericidal catechins damage the lipid bilayer [J]. Biochimica Et Biophysica Acta, 1993, 1147: 132 – 136.

[69] KONO K, TATARA I, TAKEDA S, et al. Antibacterial activity of epigallocatechin gallate against methicillin-resistant staphylococcus aureus [J]. Kansenshogaku Zasshi, 1994, 68: 1518 – 1522.

[70] TODA M, OKUBO S, HARA Y, et al. Antibacterial and bactericidal activities of tea extracts and catechins against methicillin resistant staphylococcus aureus [J]. Nihon Saikingaku Zasshi, 1991, 46: 839 – 845.

[71] DANIEL A, EULER C, COLLIN M, et al. Synergism between a novel chimeric lysin and oxacillin protects against infection by methicillin-resistant staphylococcus aureus [J]. Antimicrobial agents & chemotherapy, 2010, 54: 1603 – 1609.

[72] ZHAO W H, HU Z Q, OKUBO S, et al. Mechanism of synergy between epigallocatechin gallate and beta-lactams against methicillin-resistant staphylococcus aureus [J]. Antimicrob agents chemother, 2001, 45: 1737 – 1742.

[73] HASHIZUME H, TAKAHASHI Y, HARADA S, et al. Natural lipopeptide antibiot-

ic tripropeptin C revitalizes and synergistically potentiates the activity of beta-lactams against methicillin-resistant staphylococcus aureus [J]. Journal of antibiotics, 2015, 68: 373 – 378.

[74] YAM T S, HAMILTONMILLER J M, SHAH S. The effect of a component of tea (*Camellia* sinensis) on methicillin resistance, PBP2′ synthesis, and beta-lactamase production in staphylococcus aureus [J]. Journal of antimicrobial chemotherapy, 1998, 42: 211 – 219.

[75] 华德兴, 彭青, 黄源春, 等. Ecg/Egcg 与 β 内酰胺类抗生素对 MRSA 的协同抗菌机制研究 [J]. 中国感染与化疗杂志, 2010, 10: 123 – 126.

[76] FUJITA M, SHIOTA S, KURODA T, et al. Remarkable synergies between baicalein and tetracycline, and baicalein and β-Lactams against methicillin-resistant staphylococcus aureus [J]. Microbiology and immunology, 2005: 138 – 145.

[77] BIKELS GOSHEN T, LANDAU E, SAGUY S, et al. Staphylococcal strains adapted to epigallocathechin gallate (EGCG) show reduced susceptibility to vancomycin, oxacillin and ampicillin, increased heat tolerance, and altered cell morphology [J]. International journal of food microbiology, 2010, 138: 26 – 31.

[78] ROBERTS F J, MURPHY J, LUDGATE C. Synergistic antimicrobial activity of camellia sinensis and juglans regia against multidrug-resistant bacteria [J]. Plos One, 2015, 10: e0118431.

[79] SHARIFI RAD M, IRITI M, SHARIFI RAD M, et al. Anti-methicillin-resistant staphylococcus aureus (MRSA) activity of rubiaceae, fabaceae and poaceae plants: a search for new sources of useful alternative antibacterials against MRSA infections [J]. Cell Mol Biol (Noisy-le-grand), 2016, 62: 39 – 45.

[80] CAI L, WU C D. Compounds from syzygium aromaticum possessing growth inhibitory activity against oral pathogens [J]. Journal of natural products, 1996, 59: 987 – 990.

[81] PREMKUMAR J, SAKHARKAR K R, LIM CHU S, et al. Insights into antifolate activity of phytochemicals against pseudomonas aeruginosa [J]. Journal of drug targeting, 2011, 19: 179 – 183.

[82] ZHENG Y, JIANG X, GAO F, et al. Identification of plant-derived natural products as potential inhibitors of the mycobacterium tuberculosis proteasome [J]. Bmc complementary & alternative medicine, 2014, 14: 400 – 405.

[83] XU H X, LEE S F. Activity of plant flavonoids against antibiotic-resistant bacteria [J]. Phytotherapy research Ptr, 2015, 15: 39 – 43.

[84] AQIL F, AHMAD I, OWAIS M. Evaluation of anti-methicillin-resistant staphylococcus aureus (MRSA) activity and synergy of some bioactive plant extracts [J].

Biotechnology journal, 2010, 1: 1093 – 1102.

[85] UYSAL A, GUNES E. Antimicrobial and Anti-MRSA effects of three extracts of some hypericum species against standard microorganisms and methicillin resistant staphylococcus aureus (MRSA) strains [J]. Current bioactive compounds, 2015, 11.

[86] SADAF H, KUNAL S, MOHD D, et al. Inhibition of major virulence pathways of streptococcus mutans by quercitrin and deoxynojirimycin: a synergistic approach of infection control [J]. Plos One, 2014, 9: e91736.

[87] COUTINHO H M, COSTA J M, LIMA E, et al. Anti-staphylococcal activity of eugenia jambolana L. against methicillin-resistant staphylococcus aureus [J]. International journal of food properties, 2010, 13: 1405 – 1410.

[88] DINIZ SILVA H T, MAGNANI M, SIQUEIRA S D, et al. Fruit flavonoids as modulators of norfloxacin resistance in staphylococcus aureus that overexpresses NorA [J]. LWT-food science and technology, 2016: S0023643816301876.

[89] MUHAMMAD USMAN A, MUHAMMAD K, BAHARULLAH K, et al. Antibiotic additive and synergistic action of rutin, morin and quercetin against methicillin resistant staphylococcus aureus [J]. Bmc complementary & alternative medicine, 2015, 15: 1 – 12.

[90] SIRIWONG S, TEETHAISONG Y, THUMANU K, et al. The synergy and mode of action of quercetin plus amoxicillin against amoxicillin-resistant staphylococcus epidermidis [J]. Bmc pharmacology & toxicology, 2016, 17: 39 – 51.

[91] USMAN A M, KHURRAM M, KHAN T A, et al. Effects of luteolin and quercetin in combination with some conventional antibiotics against methicillin-resistant staphylococcus aureus [J]. International journal of molecular sciences, 2016, 17: 1947.

[92] FOR R T. Synergy and mode of action of ceftazidime plus quercetin or luteolin on [J]. Evidence-based complementray and alternative medicine, 2015: 759459.

[93] TEETHAISONG Y, AUTARKOOL N, SIRICHAIWETCHAKOON K, et al. Synergistic activity and mechanism of action of stephania suberosa forman extract and ampicillin combination against ampicillin-resistant staphylococcus aureus [J]. Journal of biomedical science, 2014, 21: 90 – 94.

[94] JARRAR N, ABU HIJLEH A, ADWAN K. Antibacterial activity of rosmarinus officinalis L. alone and in combination with cefuroxime against methicillin-resistant staphylococcus aureus [J]. Asian pacific journal of tropical medicine, 2010, 3: 121 – 123.

[95] WANG S Y, SUN Z L, LIU T, et al. Flavonoids from sophora moorcroftiana and

their synergistic antibacterial effects on MRSA [J]. Phytotherapy research, 2014, 28: 1071 – 1076.

[96] BETTS J W, HORNSEY M, WAREHAM D W, et al. In vitro and in vivo activity of theaflavin-epicatechin combinations versus multidrug-resistant acinetobacter baumannii [J]. Infectious diseases & therapy, 2017, 6: 435 – 442.

[97] YANLI S, LIYAN M, YAN W, et al. Studies of the in vitro antibacterial activities of several polyphenols against clinical isolates of methicillin-resistant staphylococcus aureus [J]. Molecules, 2014, 19: 12630 – 12639.

[98] LI Y, LEUNG K T, YAO F, et al. Antiviral flavans from the keaves of pithecellobium clypearia [J]. Journal of natural products, 2006, 69: 833 – 835.

[99] RAJESH N, HUMA L C, HOLLAND L E, et al. Antiviral activity of phytochemicals: a comprehensive review [J]. Mini reviews in medicinal chemistry, 2008, 8: 125 – 132.

[100] CHENG C L, NG K Y, XU H X. Recent advances in the discovery of novel antiherpetic agents from Chinese herbal medicines [J]. Current organic chemistry, 2010, 14: 69 – 74.

[101] 刘莉莹, 康洁, 陈若芸. 猴耳环属植物化学成分和药理作用研究进展 [J]. 中草药, 2013, 44: 2623 – 2629.

[102] PEREZ F, ENDIMIANI A, HUJER K M, et al. The continuing challenge of ESBLs [J]. Current opinion in pharmacology, 2007, 7: 459 – 469.

[103] NCJ L D S. Structural basis for the beta-lactam resistance of PBP2a from methicillin-resistant staphylococcus aureus [J]. Nature structural biology, 2002, 9: 870 – 876.

[104] CHAMPNEY W S, BURDINE R. Macrolide antibiotic inhibition of translation and 50S ribosomal subunit assembly in methicillin-resistant staphylococcus aureus cells [J]. Microbial drug resistance, 1998, 4: 169 – 174.

[105] CHAN B C L, IP M, GONG H, et al. Synergistic effects of diosmetin with erythromycin against ABC transporter over-expressed methicillin-resistant staphylococcus aureus (MRSA) RN4220/pUL5054 and inhibition of MRSA pyruvate kinase [J]. Phytomedicine international journal of phytotherapy & phytopharmacology, 2013, 20: 611 – 614.

[106] ABATE G, MSHANA R N, RNER H. Evaluation of a colorimetric assay based on 3- (4, 5-dimethylthiazol-2-yl) -2, 5-diphenyl tetrazolium bromide (MTT) for rapid detection of rifampicin resistance in mycobacterium tuberculosis [J]. Int J Tuberc Lung Dis, 1998, 2: 1011 – 1016.

[107] 胡建春. 不同饲养环境下奶牛乳腺炎的发生率与综合防治 [D]. 南京: 南京

农业大学，2004：32.

［108］ 马保臣. 奶牛乳腺炎的研究［D］. 泰安：山东农业大学，2003：57.

［109］ 王英杰. 奶牛乳腺炎金黄色葡萄球菌相关毒力因子的研究［D］. 泰安：山东农业大学，2008：29.

［110］ HSIEH M H, YU C M, YU V L, et al. Synergy assessed by checkerboard a critical analysis［J］. Diagnostic microbiology & infectious disease, 1993, 16：343 – 348.

［111］ SMITH C E, FOLENO B E, BARRETT J F, et al. Assessment of the synergistic interactions of levofloxacin and ampicillin against enterococcus faecium by the checkerboard agar dilution and time-kill methods［J］. Diagnostic microbiology & infectious disease, 1997, 27：85 – 88.

［112］ 张辉，张小江，徐英春，等. 2011 年中国 CHINET 不动杆菌属细菌耐药性监测［J］. 中国感染与化疗杂志，2013，13：342 – 348.

［113］ PATERSON D L. Recommendation for treatment of severe infections caused by enterobacteriaceae producing extended-spectrum β-lactamases（ESBLs）［J］. Clin microbiol infect, 2000, 6：460 – 463.

［114］ WEHRLI W. Rifampin：mechanisms of action and resistance［J］. Rev Infect Dis, 1983, 5：S407.

［115］ VARMA BASIL M, EL HAJJ H, COLANGELI R, et al. Rapid detection of rifampin resistance in mycobacterium tuberculosis isolates from India and Mexico by a molecular beacon assay［J］. Journal of clinical microbiology, 2004, 42：5512 – 5519.

［116］ KADIMA T A, WEINER J H. Mechanism of suppression of piperacillin resistance in enterobacteria by tazobactam［J］. Antimicrob agents chemother, 1997, 41：2177 – 2183.

［117］ HIGASHITANI F, HYODO A, ISHIDA N, et al. Inhibition of beta-lactamases by tazobactam and in-vitro antibacterial activity of tazobactam combined with piperacillin［J］. Journal of antimicrobial chemotherapy, 1990, 25：567 – 570.

［118］ LEE C V. The antibiotic resistance crisis：part 1：causes and threats［J］. P & T：a peer-reviewed journal for formulary management, 2015, 40：277 – 283.

［119］ HOSOSAKA Y, HANAKI H, HAYASHI I, et al. Epidemiological investigation of β-lactam antibiotic induced vancomycin-resistant MRSA from clinical isolated MRSA：Comparison of Detection Rate of BIVR with or without CZX. 2004, 78：717 – 721.

［120］ TAWIL N, MOUAWAD F, LÉVESQUE S, et al. The differential detection of methicillin-resistant, methicillin-susceptible and borderline oxacillin-resistant staphylococcus aureus by surface plasmon resonance [J]. Biosensors & bioelectronics, 2013, 49: 334 – 340.

[121] DAVID V, MARIA D M T, MONICA C, et al. Evaluation of different methods for detecting methicillin (oxacillin) resistance in staphylococcus aureus [J]. Journal of antimicrobial chemotherapy, 2005, 55: 379 – 383.

[122] WENCHI S, DAVIES T A, FLAMM R K, et al. Effects of ceftobiprole and oxacillin on mecA expression in methicillin-resistant staphylococcus aureus clinical isolates [J]. Antimicrobial agents & chemotherapy, 2010, 54: 956 – 959.

[123] SUSAN B V, SHAOHUI Y, MAMATHA C, et al. Transcriptional induction of the penicillin-binding protein 2 gene in staphylococcus aureus by cell wall-active antibiotics oxacillin and vancomycin [J]. Antimicrobial agents & chemotherapy, 2003, 47: 1028 – 1032.

[124] SCHITO G C. The importance of the development of antibiotic resistance in staphylococcus aureus [J]. Clinical microbiology & infection, 2006, 12: 3 – 8.

[125] MARR J K, LIM A T, YAMAMOTO L G. Erythromycin-induced resistance to clindamycin in staphylococcus aureus [J]. Hawaii medical journal, 2005, 64: 6 – 8.

[126] TUROS E, REDDY G S K, GREENHALGH K, et al. Penicillin-bound polyacrylate nanoparticles: restoring the activity of β-lactam antibiotics against MRSA [J]. Bioorganic & medicinal chemistry letters, 2007, 17: 3468 – 3472.

[127] PODOLL J D, YONGXIANG L, LE C, et al. Bio-inspired synthesis yields a tricyclic indoline that selectively resensitizes methicillin-resistant staphylococcus aureus (MRSA) to β-lactam antibiotics [J]. Proceedings of the national academy of sciences of the united states of america, 2013, 110: 15573 – 15578.

[128] BAMBEKE F V, GLUPCZYNSKI Y, PLÉSIAT P, et al. Antibiotic efflux pumps in prokaryotic cells: occurrence, impact on resistance and strategies for the future of antimicrobial therapy [J]. Journal of antimicrobial chemotherapy, 2003, 51: 1055 – 1062.

[129] CHAPMAN J S. Disinfectant resistance mechanisms, cross-resistance, and co-resistance [J]. International biodeterioration & biodegradation, 2003, 51: 271 – 276.

[130] VAN B F, GLUPCZYNSKI Y, PLÉSIAT P, et al. Antibiotic efflux pumps in prokaryotic cells: occurrence, impact on resistance and strategies for the future of antimicrobial therapy [J]. Journal of antimicrobial chemotherapy, 2003, 51: 1055 – 1062.

[131] OPAL S M, BOYCE J M, MEDEIROS A A, et al. Modification of homogeneous

resistance in a methicillin-resistant strain of staphylococcus aureus by acquisition of a beta-lactamase encoding plasmid ［J］. Journal of antimicrobial chemotherapy, 1989, 23: 315 – 325.

［132］ HELASSA N, VOLLMER W, BREUKINK E, et al. The membrane anchor of penicillin-binding protein PBP2a from istreptococcus/iipneumoniae/i influences peptidoglycan chain length, 2012, 279: 2071 – 2081.

［133］ 周琳, 赵仁敏. PCR 扩增法检测耐甲氧西林葡萄球菌 mecA 基因 ［J］. 中国卫生检验杂志, 2014, 8: 1143.

［134］ AKCAM F Z, TINAZ G B, KAYA O, et al. Evaluation of methicillin resistance by cefoxitin disk diffusion and PBP2a latex agglutination test in mecA-positive staphylococcus aureus, and comparison of mecA with femA, femB, femX positivities ［J］. Microbiological research, 2009, 164: 400 – 403.

［135］ ANDERSEN K J, SKAGEN D W. Fluorometric determination of DNA in fixed tissue using ethidium bromide ［J］. Analytical biochemistry, 1977, 83: 703 – 708.

［136］ SCHINDLER B D, JACINTO P, KAATZ G W. Inhibition of drug efflux pumps in staphylococcus aureus: current status of potentiating existing antibiotics ［J］. Future microbiology, 2013, 8: 491 – 507.

附录 缩略词

缩略词	含义
MIC	最低抑菌浓度
MBC	最低杀菌浓度
FIC	协同作用指数
EB	溴化乙锭
UFLC	超快速液相色谱
MS	质谱
ESI	电喷雾离子源
m/z	质荷比
MDR	多重耐药
CLSI	美国临床实验室标准化委员会
MRSA	耐甲氧西林金黄色葡萄球菌
MSSA	敏感金黄色葡萄球菌
E. coli	大肠杆菌
KPN	肺炎克雷伯菌
TB	结核分枝杆菌
TEM	透射电子显微镜
S20b	猴耳环提取物
ERY	红霉素
PB	青霉素
LVX	左氧氟沙星
SXT	复方新诺明
OXA	苯唑西林
AMP	氨苄西林
VAN	万古霉素